Urbaszek/Eichstädt/Modersohn

Kardiovaskuläre Funktionsdiagnostik

Kardiovaskuläre Funktionsdiagnostik

Herausgegeben von
Wilhelm Urbaszek, Hermann Eichstädt und Diethelm Modersohn

Bearbeitet von 9 Fachexperten

Mit 323 Abbildungen und 119 Tabellen

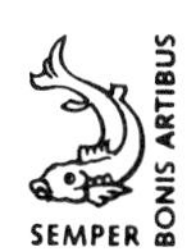

Gustav Fischer Verlag Jena · Stuttgart · New York 1992

Geschützte Warennamen (Warenzeichen) wurden nicht besonders gekennzeichnet. Das Fehlen eines solchen Hinweises bedeutet also nicht, daß es sich um einen freien Warennamen handelt.

Wichtiger Hinweis:

Die Erkenntnisse in der Medizin unterliegen laufendem Wandel durch Forschung und klinische Erfahrungen. Die Autoren dieses Werkes haben große Sorgfalt darauf verwendet, daß die in diesem Werk gemachten (therapeutischen) Angaben (insbesondere hinsichtlich Indikation, Dosierung und unerwünschten Wirkungen) dem derzeitigen Wissensstand entsprechen. Das entbindet den Benutzer dieses Werkes aber nicht von der Verpflichtung, anhand der Beipackzettel zu verschreibender Präparate zu überprüfen, ob die dort gemachten Angaben von denen in diesem Buch abweichen, und seine Verordnung in eigener Verantwortung zu bestimmen.

Die Deutsche Bibliothek – CIP-Einheitsaufnahme

Kardiovaskuläre Funktionsdiagnostik/hrsg. von Wilhelm Urbaszek ... Bearb. von 9 Fachexperten. – Jena: Fischer, 1992
ISBN 3-334-00412-0
NE: Urbaszek, Wilhelm [Hrsg.]

Satz: Druck+Verlagshaus Jena GmbH
Druck: Verlag und Druckerei G. J. Manz Aktiengesellschaft, Dillingen/Do.
Printed in Germany

ISBN 3-334-00412-0

Autorenverzeichnis

Blumenthal-Barby, Carl-Christian, Dr. med.
Kinderklinik (Charité) der Humboldt-Universität zu Berlin

Döring, Dieter, Dr. med. habil.
Ärztlicher Direktor und Chefarzt der Inneren Abteilung, Kreiskrankenhaus Leisnig

Eichstädt, Hermann, Prof. Dr. med. habil.
Universitätsklinikum „Rudolf Virchow" der Freien Universität Berlin

Graf, Bernhard, Dr. med.
Klinik für Innere Medizin der Universität Rostock

Modersohn, Diethelm, Dr. med. habil.
Klinik für Innere Medizin „Theodor Brugsch" der Humboldt-Universität zu Berlin

Schmitz, Klaus Peter, Dr. techn. habil.
Klinik für Innere Medizin der Universität Rostock

Strangfeld, Dietrich, Prof. Dr. med. habil.
Nuklearmedizinische Klinik der Humboldt-Universität zu Berlin

Urbaszek, Wilhelm, Prof. Dr. med. habil.
Klinik für Innere Medizin der Universität Rostock

Volkmann, Hans, Prof. Dr. med. habil.
Klinik für Innere Medizin der Friedrich-Schiller-Universität Jena

Vorwort

Die kardiovaskuläre Diagnostik ist seit Jahren in ständiger Weiterentwicklung begriffen. Elektrische und mechanische Phänomene des Herzens sind in differenzierter Weise zu erfassen.
Das Buch übermittelt eine knappe Information zum Funktionsablauf und zur Funktionsdiagnostik des Herzens. Physiologische, pathophysiologische und hämodynamisch-methodische Aspekte der Herzfunktion bilden die Bezugsbasis. Die prinzipiellen Möglichkeiten der Signalerfassung und -verarbeitung werden erläutert. Diese Hinweise sollen eine Brücke zur computergestützten Datenerfassung und -weiterverarbeitung bilden. In der weiteren Gliederung wird die nichtinvasive und invasive Diagnostik abgehandelt.
Das Repertoire der nichtinvasiven Verfahren umfaßt die konventionelle elektrokardiographische Bewertung, das Holter-EKG, Spätpotentiale und Signalmittlungs-EKG, Multielektrodensysteme, die phonokardiographische Diagnostik, die systolischen Zeitintervalle, die Apexkardiographie, die Kinetokardiographie, die Impedanzkardiographie in knapper Form. Ausführlicher werden die Ultraschallkardiographie, kurz die Kymo- und Magnetokardiographie und umfassender die nuklearmedizinischen Methoden in der Kardiologie, die Computertomographie des Herzens, die Kernspintomographie und die digitale Subtraktionsangiographie des Herzens dargestellt. Die invasive Funktionsdiagnostik kardialer Erkrankungen und die invasive Diagnostik zur Rhythmusanalyse bilden die Grundlagen zum Verständnis der invasiven Funktionsdiagnostik. Den Abschluß bilden klinische Aspekte der Funktionsdiagnostik des Herzens. Die Besonderheiten der Funktionsdiagnostik im Kindesalter werden mit knappen Hinweisen und vom Methodischen wertend berücksichtigt. Zum Schluß folgen funktionsdiagnostische Hinweise bei einigen Herz-Kreislauf-Erkrankungen des Erwachsenen, um die Anwendung und Umsetzung der möglichen Diagnostik zu untersetzen.
Alle Kapitel berücksichtigen den aktuellen Wissensstand. Weniger aussagefähige Funktionsproben sind im Umfang der Darstellung knapp gehalten, um neuen Untersuchungsverfahren und -methoden (Signalanalyse, Holter-EKG, Signalmittelungs-EKG, Kernspintomographie, digitale Subtraktionsangiographie des Herzens, Tendenzen in der Angiokardiographie) Platz einzuräumen. Der Trend in der kardialen Funktionsdiagnostik wurde in seiner Auswirkung auf die jeweilige Methode ausgewiesen.
In der vorliegenden Form übermittelt das Buch einen weit gefaßten Überblick zur derzeit möglichen Funktionsdiagnostik des Herzens. Die getroffenen methodischen Hinweise und klinischen Angaben sollen einen breiten Leserkreis vom Praktiker bis zum Spezialisten ansprechen, ihn informieren oder bestätigen und dazu beitragen, vergleich- und reproduzierbare Befunde in der kardiovaskulären Diagnostik zu erheben und korrekte Diagnosen und Beurteilungen zu treffen.

WILHELM URBASZEK

Inhaltsverzeichnis

1. Hämodynamische Betrachtungen

1.1. Physiologie – Pathophysiologie

Das Herz, das Gefäßsystem und das Blut sind funktionell eng verknüpft. Herzmuskelspezifisches und gefäßmuskeltypisches Kontraktions- und Relaxationsverhalten, hydrodynamische Gegebenheiten und differente neurohumorale sowie rezeptorgebundene Regulationen prägen abhängig von Leistungsanforderungen und Tätigkeitsstoffwechsel die Spielbreite der Herz-Kreislauf-Funktion bei Gesunden. Morphologie und Funktion der Herzkammern und -klappen, der Herzkranzgefäße, der Gefäße des Lungen- und Körperkreislaufs sowie die resultierenden Pumpbedingungen der Herzfunktion können krankheitsabhängig vom Normalen abweichen. Es resultieren Einflüsse auf den globalen oder regionalen kardialen Stoffwechsel und die Perfusion mit Auswirkungen auf die Prozesse der elektrischen und mechanischen Herztätigkeit. Beide lassen sich im Ausmaß der Störung durch zahlreiche Funktionsprüfungen analysieren. Abhängig vom klinischen Korrelat kann der Schweregrad der elektrischen oder mechanischen Dysfunktion festgelegt werden. Zum besseren Verständnis für die Interpretation erhobener Befunde sollen zunächst einige knappe Hinweise zu elementaren elektrischen und mechanischen Vorgängen an der Herzmuskelzelle sowie am ganzen Herzen erfolgen (s. dazu JACOB und GÜLCH 1985; KITNEY und ROMPELMAN 1987).

1.1.1. Elektrische Tätigkeit

1.1.1.1. Elementarprozesse der Erregungsbildung und -leitung

Die Kontraktion der Herzmuskelzelle wird durch elektrische Erregung induziert. Vorauszusetzen ist eine **Membranspannung**, ein Ruhepotential. Die Spannung an der Herzmuskelfaser beträgt −90 mV zwischen Zelloberfläche und Zellinnerem. Das Ruhepotential basiert auf der ungleichen Ionenverteilung zwischen Zellinnerem und extrazellulärem Milieu. Infolge selektiver Membranpermeabilität liegt die Kaliumionenkonzentration etwa 30mal höher im Zellinneren als im Außenmilieu. Die Zellmembran ist im Ruhezustand fast ausschließlich für Kaliumionen permeabel. Diese versuchen, aus der Zelle zu diffundieren. Beim Diffundieren durch die Zellmembran entsteht an der Zelloberfläche infolge Polarisation eine positive Ladung gegenüber dem Zellinneren. Die Zelle wird erregt, wenn die Membranspannung spontan im erregungsbildenden Gewebe oder durch einen elektrischen Reiz auf einen kritischen Bereich, den sogenannten **Schwellenwert**, der bei −60 mV liegt, reduziert wird. Innerhalb von Bruchteilen einer Millisekunde nimmt dann die Permeabilität der Zellmembran für Natriumionen sprunghaft zu. Mit dem Einstrom positiv geladener Natriumionen in das Sarkoplasma (Phase 0 mit dem Spike des Aktionspotentials) wechselt die Membranspannung überschießend nach dem positiven Bereich (overshoot). Die Steilheit des Aktionspotentials determiniert die Leitungsgeschwindigkeit.

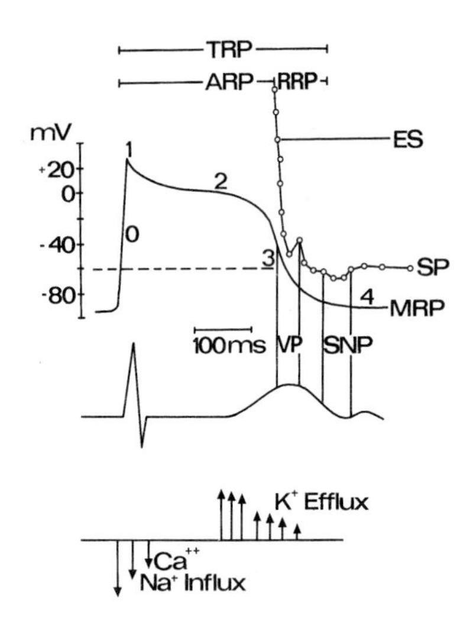

Abb. 1.1. Elektrophysiologische Phasen der Arbeitsmuskulatur nach erfolgter Erregung skizziert am Arbeitspotential und EKG und dem Hinweis auf die wesentlichen Ionenbewegungen. Ca^{2+}-Influx schließt sich dem Natriumeinstrom an.
TRP = Totale Refraktärperiode, ARP = absolute und RRP = relative Refraktärperiode, ES = Erregbarkeitsschwelle, SP = Schwellenpotential, MRP = Membranruhepotential (4), VP = vulnerable Periode, SNP = supernormale Phase, 0 = Depolarisation, 1, 2, 3 = Repolarisation.

Der Spannungsverlauf während der Erregung charakterisiert das **Aktionspotential** (Abb. 1.1.) mit den Phasen 0 = Depolarisation (gekennzeichnet durch die P-Zacke und den QRS-Komplex im Oberflächen-EKG, 1, 2, 3 = Repolarisation. Mit Phase 4 wird der Ruhewert angegeben. Der gestrichelte Bereich stellt den Schwellenwert dar. Durchschnittlich 300 ms nach Beginn der Depolarisation erreicht die Membranspannung den Ruhewert wieder. Ausgehend von der Erregbarkeitsschwelle finden sich beim Übergang der Phase 3 zu 4 die sogenannte **vulnerable Periode** (VP) und die supernormale Phase (SNP). Abhängig vom Verhalten auf Zusatzreize während ablaufender Repolarisation bis zum Aufbau des Ruhepotentials werden verschiedene **Refraktärperioden** differenziert. In der absoluten Refraktärperiode (ARP) induzieren auch stärkste Zusatzreize keine Erregung. In der relativen Refraktärphase (RRP) spricht das Myokard teilweise übermäßig auch auf unterschwellige Stimuli an. Der gesamte Bereich ARP + RRP wird als totale Refraktärperiode (TRP) ausgewiesen (Urbaszek 1987).
Die **Ionenbewegungen** an der Membran der Myokardfaser werden im unteren Teil der Abbildung skizziert. Bei Zellerregung strömen schnell Natriumionen über elektrostatisch kontrollierte schnelle Membrankanäle oder Poren (Na^+-K^+-Pumpenproteine) in die Zelle, später auch Calciumionen (langsamer Ca^{2+}-Influx). Die Menge dieser Ionen entspricht der Anzahl ausströmender Kaliumionen (ca. $3 \cdot 10^{-12}$ mol/cm^2 Zelloberfläche pro Erregung).
Die Repolarisationsperiode ist komplex. Systolisch steigt die Ca^{2+}-Konzentration zwischen 10^{-6} M und 10^{-5} M abhängig vom inotropen Status und dem Gehalt an cAMP. Abhängig vom Ca^{2+}-Gradienten an der Membran kann Ca als schneller Trigger für eine Serie von zytosolischen Ereignissen am Sarkolemm (10^{-3} M) und sarkoplasmatischen Retikulum (ca. 10^{-2} M) angesehen werden. Ein Ruhe-Calciumspiegel von 10^{-7} M zytosolischem freiem Ca ist hoch genug, um den langsamen Ca-Kanal zu inhibieren. Ca^{2+}-abhängige Enzymaktivitäten sind an höheren Konzentrationen Ca^{2-} gebunden. Der Influx von Ca^{2+} (Phase 2) aktiviert die K^+-Leitungskanäle und fördert

den K^+-Efflux, die schnelle Phase der Repolarisation (Phase 3). Die gesamte Repolarisationsperiode wird im Oberflächen-EKG mit dem QT-Intervall erfaßt.
Der Kationenaustausch während der Diastole erfordert einen aktiven energieabhängigen Transport der transtubulären $Na^+ - K^+$ – ATPase-Pumpen. Zusätzlich werden Ca^{2+} während der Ruheperiode von der Muskelfaser entfernt über das sarkolemmale $Na^+ - Ca^{2+}$ – Austausch-Transport-System.
Die Erregung einer Herzmuskelzelle wird über die Glanzstreifen von Zelle zu Zelle geleitet. Die unterschiedliche Erregungsleitungsgeschwindigkeit beträgt in der Kammermuskulatur 0,3–0,4 m/s, in Purkinjefasern bis zu 2 m/s und im Atrioventrikularknoten nur wenige cm/s.
Die elektrische Erregung beginnt im spezifischen Herzmuskelzellkomplex. Die Ruhemembranspannung dieser Zellen bleibt nicht konstant, es treten **spontane diastolische Depolarisationen** auf (Abb. 1.2.). Die höchste Depolarisationsfrequenz besitzen Zellen des Sinusknotens. Von hier erfolgt die Erregungsausbreitung über beide Vorhöfe zum AV-Knoten bis hin zu den Purkinjefasern (Abb. 1.3.). Die unterschiedlichen Potentialabläufe im Sinusknoten (A), Vorhofmyokard (B), Purkinjesystem (C) und Ventrikelmyokard (C) in bezug zum EKG sind in der Abb. 1.2. skizziert. Charakteristisch ist die spontane diastolische Depolarisation im Sinusknoten, die Bereitschaft dazu

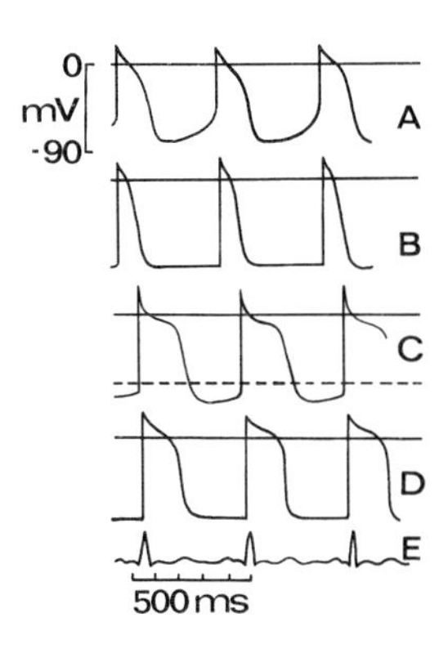

Abb. 1.2. Schematisierte Potentialabläufe differenter Myokardfasern.
A = Sinusknoten, B = Vorhof, C = Purkinjefasern, D = Ventrikel.

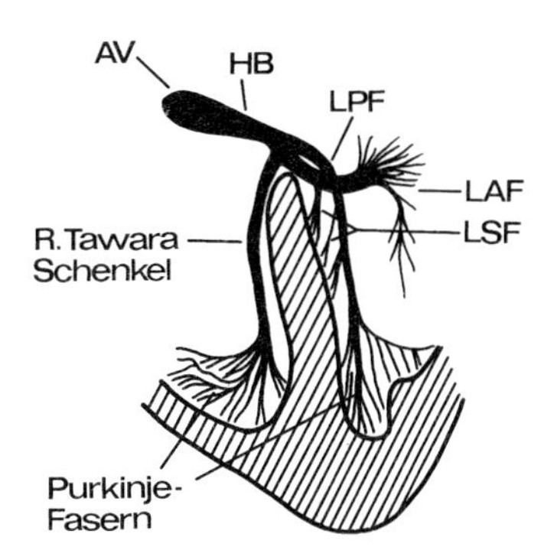

Abb. 1.3. AV-Erregungsüberleitungssystem (nach GOLDMANN 1976).
AV = AV-Knoten, HB = His-Bündel, LPF = links posteriorer Faszikel, LAF = links anteriorer Faszikel, LSF = links spetaler Faszikel.

im Purkinjesystem. Von verschiedenen Fasern ausgehende Potentiale weisen differente Form und Dauer sowie zeitliche Verschiebung des Steilanstiegs auf (TRAUTWEIN 1964). Die vom Sinusknoten über den Vorhof geleitete Erregung wird durch den Atrioventrikularknoten um 50 bis 100 ms verzögert. Beim Ausfall des Sinusknotens springt der Atrioventrikularknoten ein mit einer Depolarisationsfrequenz von ca. 40 min, bzw. es kommt die Purkinjefaserrhythmik mit 20 bis 30/min in Aktion.

1.1.1.2. Pathophysiologie der Dysrhythmien

Auf der Basis unterschiedlicher elektrophysiologischer Vorgänge entstehen **Dysrhythmien**. Dabei sind eine gestörte Erregungsbildung und -leitung, akzessorische Erregungsleitung bzw. Kombination dieser Störungen möglich. Die **gestörte Erregungsbildung** kann vorliegen als **gesteigerte, abnorme** oder **getriggerte Automatie**. Auf diese Weise entstehen **tachykarde** und **extrasystolische Dysrhythmien**. Die gestörte Automatie entspringt meist im spezifischen Myokard. Die **gesteigerte Automatie** bedeutet pathologisch beschleunigte Vorgänge der Impulsbildung (z.B. Sinustachykardie). Die **abnorme Automatie** folgt aus veränderten Ionenfluxen. Sie kann im spezifischen Myokard aber auch in der Arbeitsmuskulatur der Vorhöfe und Ventrikel entstehen. Infolge des erniedrigten Membranruhepotentials ist der schnelle Na^{+}-Einwärtsstrom weitgehend inaktiviert, die Depolarisation läuft vordergründig über den sog. langsamen Ca^{2+}-Kanal. Die **getriggerte Aktivität** basiert auf verzögerten Nachpotentialen bzw. Nachdepolarisationen am Ende der Repolarisationsphase eines Aktionspotentials. Beschleunigter Ca^{2+}-Strom in die Zelle (Glykoside, Frequenzstimulation u.a.) fördern das Bilden einzelner oder multipler ektoper **lokaler Oszillationen** (Mehrfacherregung nach einer Extrasystole).
Der **langsame Ca^{2+}-Kanal** begünstigt die Dysrhythmieentstehung infolge seiner elektrophysiologischen Eigenschaften. Mittleres Schwellenpotential, niedrige Depolarisationsrate, niedrige Amplitude, langsame Leitungsgeschwindigkeit, verzögerte Antwort auf Reize mit wechselnder Erregungsleitung sowie mögliche Teilblockaden der Erregungsleitung an Verzweigungsstellen (spezialisierte Vorhoffasern, Fasern am Koronarsinus-, Mitral-, Trikuspidalostium, am distalen AV-Knoten, am His-Purkinje-System) erleichtern das Entstehen **fokaler ektoper Automatien** und zudem das Phänomen der **kreisenden (Reentry-) Erregung.**
Diese fokalen, ektopen Erregungen und Reentry-Prozesse liegen elektrophysiologisch supraventrikulären und ventrikulären Dysrhythmien zugrunde. Reentry setzt eine blockierte Erregung in einer Richtung, eine Fortleitung der Erregung über eine Alternativbahn sowie differente Leitungsgeschwindigkeiten und Refraktäritäten als begünstigende Mechanismen voraus. Reentry kann vom Sinusknoten und Vorhof (atriale Echoschläge, Tachykardien, Vorhofflattern), vom AV-Knoten (funktionelle Längsdissoziation mit atrialen und ventrikulären Echoschlägen sowie supraventrikulären Tachykardien) bis zum Ventrikel auftreten. Bei den Ventrikeln ist das Erregungskreisen als **Mikroreentry** über Purkinje-Myofibrillen oder als **Makroreentry** unter Einbezug der Kammerschenkel möglich. Extrasystolen, ventrikuläre Tachykardien und Kammerflimmern sind so erklärbar.

Bradykardien entstehen bei gestörter Erregungsbildung bei verlängerter Aktionspotentialdauer, durch Hyperpolarisation mit Zunahme des maximalen diastolischen Potentials oder bei herabgesetzter Anstiegssteilheit der diastolischen Depolarisation. Maßgeblich sind zudem eine gestörte Erregungsleitung mit herabgesetzter Leitungsgeschwindigkeit sowie eine mögliche partiell oder total aufgehobene Erregungsleitung. Die gestörte Erregungsbildung und -leitung liegt vor beim Sinusknotensyndrom, bei den graduell unterschiedlichen sinuatrialen und atrioventrikulären Leitungsstörungen bis Blockaden.

1.1.2. Mechanische Tätigkeit

Vor der Information zu Techniken und Parametern der Muskelfunktion sollen gewisse **Grundprinzipien der Muskelkontraktion** in Erinnerung gebracht werden. Alle Indizes der myokardialen Kontraktionsfunktion lassen sich zurückführen auf die Fähigkeit zum Verkürzen und Kraft zu entfalten. Die Muskelfunktion wird durch zwei Basismechanismen geprägt. Durch den Wechsel in der initialen Muskellänge wirkt der **Frank-Starling-Mechanismus** und über den geänderten **kontraktilen Status** die Kontraktilität. Schließlich sind beim intakten Herzen die **4 primären Determinanten** der kardialen Funktion zu berücksichtigen. Als erste initiiert die **Vorlast** (preload) die initiale Dehnung des Herzmuskels bis zur enddiastolischen Länge bis zur Kontraktion. Die **Nachlast** (afterload) stellt die Last dar, gegen die der Muskel Kraft entwickelt und sich verkürzt. Der **kontraktile Status** ist für die Leistungscharakteristik des Herzmuskels unter den gegebenen Lastbedingungen und neurohumoralen Einflüssen verantwortlich. Die 4. Determinante ist die **Herzfrequenz**. Das intakte Zusammenspiel dieser Grundprinzipien garantiert eine weite kardiale Funktionsbreite.

1.1.2.1. Das kontraktile System

Die Muskelkontraktion wird durch elektrische Potentialabläufe an der Membran ausgelöst. Über die **elektromechanische Kopplung** werden elektrische Vorgänge an der Membran mit Kontraktionsabläufen der Muskulatur verknüpft. Die submikroskopische Einheit – das Sarkomer – enthält die **kontraktilen Proteine Aktin** und **Myosin**. Das dünne Aktinfilament besteht aus 2 helikalen Ketten globulärer Aktinmoleküle und wird jeweils von 3 dicken Myosinfilamenten (im Sarkomerenquerschnitt) umlagert. Elektronenmikroskopische und Röntgenstrukturanalysen ergaben im Myosinfilament mehrere parallele Reihen gestreckter, golfschlägerähnlicher Molekülgruppen. Durch die **regulatorischen Proteine Troponin** und **Tropomyosin** wird in Ruhe die Interaktion von Aktin und Myosin inhibiert (Abb. 1.4.) und mit dem Erregungsvorgang aktiviert. Tropomyosinmoleküle liegen als längliche Ketten am Aktin. Troponin befindet sich in den Gruben der Doppelhelix des Aktins im Kontakt mit dem Tropomyosin. Es handelt sich um ein globuläres Molekül aus 3 Subeinheiten (I, T, C). Das Troponin I reguliert wie Tropomyosin die Interaktion von Aktin und Myosin. Troponin T verbindet den Troponinkomplex mit Tropomyosin. Troponin C bindet verfügbares Ca^{2+}, um die Kontraktion zu initiieren und deaktiviert den inhibitorischen Einfluß von Troponin I. Das dicke Filament besteht aus wenigen hundert Myosinmolekülen mit helikal angeordneten Bündeln leichten Meromyosins mit jeweils globularem Kopfteil aus schwerem Meromyosin. Die globularen Anteile enthalten die wesentlichen Funktionskomponenten zur Querbrückenverbindung mit dem Aktin (Abb. 1.4.). Nur der schmale mittlere Bereich der dicken Filamente ist ohne Myosinköpfe.

Nach Beginn der elektrischen Erregung der Membran steigt die intrazelluläre Calciumionenkonzentration, in Ruhe $< 10^7$ mol/l, rapide an. Damit wird es möglich, daß sich die Querbrücken Aktin-Myosin einer jeden Sarkomerenhälfte (Sarkomere = Abstand von Z- zu Z-Streifen) verbinden. Es kommt zur Verkürzung der Muskelfibrillen, die aus parallel geschalteten Sarkomeren bestehen. Die Anzahl aktiver Querbrücken entscheidet über die Kraftentfaltung, da bei dieser Querbrückenbildung ATP gespalten wird und ein Teil der freiwerdenden chemischen Energie zum aktiven Verschieben des Myosin- gegen das Aktinfilament dient. Danach löst sich die Querbrücke wieder und der Myosinkopf kehrt in seine ursprüngliche Position zurück.

Die für diesen Elementarprozeß nötigen Calciumionen kommen hauptsächlich aus dem **sarkoplasmatischen Retikulum**. Die Membranerregung wird über die **transversalen Tubuli** in das Zellin-

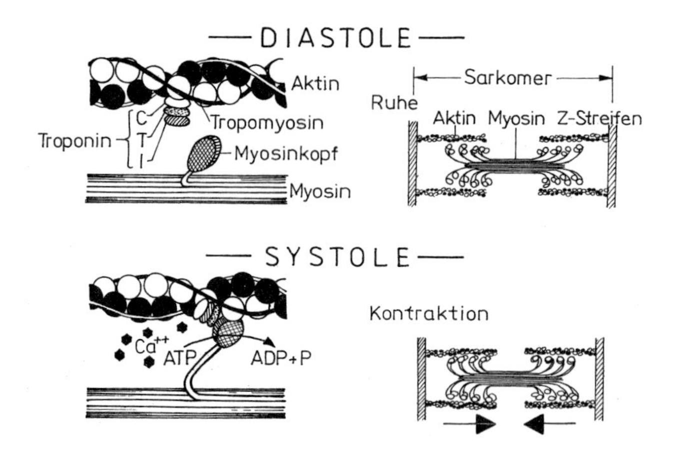

Abb. 1.4. Schema zur Aktin-Myosin-Interaktion. Ca^{2+} lagert sich an Troponin C an, Tropomyosin wechselt seine Konfiguration und leitet die Aktin-Myosin-Kontakte ein. Bei der Kontraktion kommt es über ruderförmige wechselnde Vorwärtsverlagerung der Myosinköpfe am Aktinfilament zur Verkürzung.

nere geleitet. Aus dem longitudinalen Röhrchensystem des sarkoplasmatischen Retikulums und den intrazellulären Speichern wird Calcium ausgeschüttet (Abb. 1.5.). Die elektrischen Prozesse an der Membran und der erregungsbedingte Ca^{2+}-Influx steuern die Freisetzung Ca^{2+} aus den sarkoplasmatischen Zysternen. Die Zahl der aktivierten Querbrücken hängt von der Anzahl der intrazellulären verfügbaren freien Calciumionen ab. Nach abgeschlossener Erregung wird ein Teil dieses Calciums wieder in die Calciumspeicher des longitudinalen Retikulums aufgenommen.
Das Myokard nutzt zum Erhalt der Kontraktionsfähigkeit beständig Calcium aus dem extrazellulären Milieu. Prozesse, die diese Calciumzufuhr unterbinden, können den Muskel elektromechanisch entkoppeln.
Als wesentliche **Modulatoren der Membranfunktion** im Herzmuskel gelten cAMP, Phospholamban, Calciductin und Calmodulin. **Zyklisches AMP** wird aus ATP über die Adenylatcyclase (NA $\rightarrow$ β-Rezeptoren) des Sarkolemms und transtubulärer Membranen gebildet. Das cAMP erhöht die myokardiale Glykogenolyse über Aktivierung der Phosphorylase-Enzyme. Weiter wird die myokardiale Kontraktion direkt moduliert. Zyklisches AMP fördert (cAMP-abhängige Proteinkinasen phosphorylieren membrangebundene Proteinkomponenten) über das **Phospholamban** im sarkoplasmatischen Retikulum und **Calciductin** in der Sarkolemm-Membran den Ca^{2+}-Transport. Zusätzlich wird das Troponin selbst und damit die Kontraktion beeinflußt. Umgekehrt reguliert das freie Ca^{2+} die cAMP-Konzentration. Zyklisches AMP nimmt mit der Depolarisation zu. Es wird aber rasch degradiert und erreicht am Ende der maximalen Systole wieder das Ausgangsniveau. **Calmodulin** ist ein Protein mit niedrigem Molekulargewicht. Es verfügt über 4 Calciumbindungsstellen. Bei 5×10^{-7} M Calcium nimmt es eine helicale kompakte Struktur an und aktiviert verschiedene Enzyme, einschließlich Kinasen und Phosphatasen, die in die Proteinphosphorylierung eingebunden sind. Durch direkte Enzymaktivierung über derartige Regulatoren wird die Ca^{2+}-Freisetzung aus dem Zytosol beschleunigt.
Die **Mitochondrien** (Abb. 1.5.) enthalten die für den aeroben Stoffwechsel verantwortlichen biochemischen Systeme der Myokardfasern. Sie stellen ca. 30 % der Myokardmasse und lagern nahe den A-Banden (Myosin) im Sarkomer. Die mitochondrialen Membranen vermögen ebenfalls Calcium zu akkumulieren, dem eine Pufferfunktion gegen abnorme sarkoplasmatische Calciumanstiege während der Ruhephase eingeräumt wird.

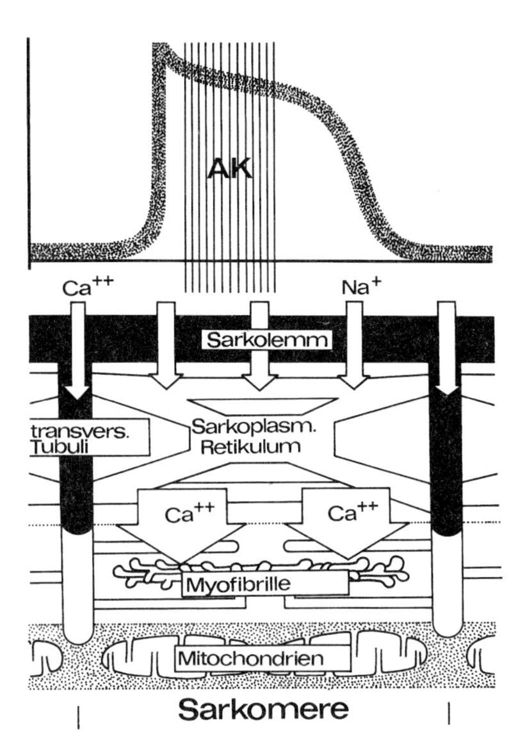

Abb. 1.5. Ca^{2+}-Freisetzung bei der Myokardkontraktion.

1.1.2.2. Kontraktionsabläufe

Der gesamte Zeitabschnitt von der Erregung bis zum Kontraktionsbeginn (Anfang des QRS im EKG bis zum Start der isovolumetrischen Kontraktion) beläuft sich auf ca. 60 ms. Mit Beginn der Kontraktion wird Kraft entwickelt, und das kontraktile Element verkürzt sich durch die zyklische Interaktion der Aktin-Myosin-Kontaktstellen. Dabei wird das dünne Aktinfilament gegen das Zentrum des Sarkomers am dicken immobilen Myosinfilament bewegt. Es wird vermutet, daß die elektrostatische Verbindung mit der Aufnahme eines anderen ATP-Moleküls durch Myosin gelöst wird. Die Myosinköpfe berühren und schwenken zum Aktin, werden gelöst und gelangen in der Folge an andere Aktinkontaktstellen. Mit einer quasi ruderförmigen Bewegung der Myosinköpfe werden die Aktinfilamente nach zentral bewegt (Abb. 1.4.). Sie verursachen mit ihrer Überlappung mit abnehmendem Abstand zweier Z-Streifen eine Verkürzung der Sarkomeren, der Myofilamente, der Muskelfasern und damit auch der Ventrikel. In zyklischer Folge wechseln die Prozesse der Kontraktion und der Relaxation, die mit der Repolarisation beginnt.

Die mechanische Tätigkeit des intakten Herzens als Pumpe des Kreislaufs resultiert aus dem komplexen Wirken muskelmechanischer Grundeigenschaften des Myokards sowie modifizierenden intra- und extrakardialen Einwirkungen. Zum Verständnis der kontraktilen und elastischen Eigenschaften des Myokards und muskelmechanischer Befunde wird eine funktionelle Differenzierung in kontraktile und elastische Elemente gewählt. Ein **mechanisches Modell** wurde von

HILL 1938 auf den Skelettmuskel angewandt und später von SONNENBLICK auf den Herzmuskel übertragen. Die Abb. 1.6. skizziert ein **kontraktiles Element** (CE), verantwortlich für die Verkürzung bzw. Entwicklung von Spannung und Druck. Dem CE zugeordnet sind das **serienelastische Element** (SE) und das **parallelelastische Element** (PE). Das PE ist gegen das CE allein (Voigt-Modell) oder gegen das CE und das SE parallel geschaltet (Maxwell-Modell). Das CE wird durch das Aktin-Myosin-System repräsentiert. Das morphologische Substrat des SE ist nicht geklärt. Im Sarkolemm sowie im bindegewebigen Fasergerüst des Herzens wird das Substrat des PE vermutet.

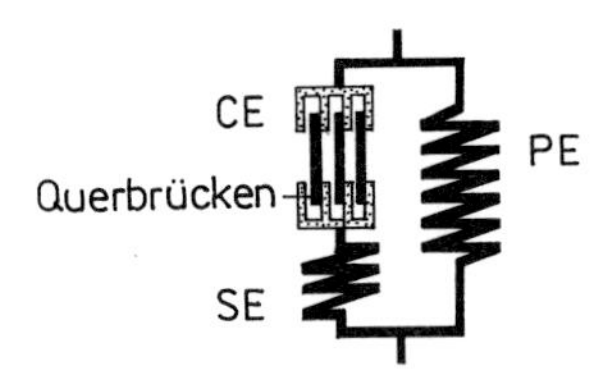

Abb. 1.6. Mechanisches Modell des Sarkomers (nach HILL 1938).

Die Fähigkeit des Muskels, sich zu verkürzen oder Spannung zu entwickeln, führte zu den modellhaften Vorstellungen einer isotonischen und isometrischen Kontraktion. Bei **isotonischer Kontraktion** verkürzt sich der Muskel bei konstanter Spannung. Im Falle eines simplen 2-Komponenten-Modells verkürzt sich CE bei konstanter Länge des SE (Abb. 1.7. a). Die **isometrische Kontraktion** ist durch die Spannungszunahme (Abb. 1.7. b) des SE gekennzeichnet. Das SE wird um den Betrag der Verkürzung des CE gedehnt. Von **auxotonischer Kontraktion** wird gesprochen, wenn bei einer Kontraktion mit der Verkürzung gleichzeitig auch die Spannung zunimmt (Abb. 1.7. c). Eine Muskelkontraktion kann zunächst isometrisch Spannung entwickeln und sich anschließend isotonisch verkürzen (Abb. 1.7. d). Diese Unterstützungskontraktion (afterload contraction) entspricht der Situation am Herzen. Das Herz kontrahiert sich in der Anspannungsphase bis zum Erreichen des enddiastolischen Aortendruckes überwiegend isometrisch. In der folgenden Austreibungsphase kommt es bei gleichzeitiger Spannungsänderung zur Verkleinerung. Beim Herzen in situ kommen die folgenden Phasenabläufe in Betracht:

- isometrische Spannungsentwicklung,
- isotonische Verkürzung mit gleichzeitigem Druckzuwachs (auxotone Kontraktionsphase),
- Relaxation mit isometrischem Spannungsabfall.

Eine isotonische Relaxation kommt normalerweise in situ infolge des Aortenklappenschlusses praktisch nicht vor, könnte aber bei Aortenregurgitation relevant werden.

1.1.2.3. Ruhedehnungskurve des Myokardstreifens

Um die komplizierten Mechanismen am Herzen in situ zu vereinfachen, werden die Grundmechanismen der Kontraktion zunächst am Myokardstreifen dargestellt. Die passiv elastischen Eigenschaften eines isolierten länglichen Muskelpräparates werden im Spannungs-Dehnungs- (Längen-) Diagramm ausgedrückt. Der Muskelstreifen wird auf bestimmte Längen gedehnt. Die Größe Spannung (T) ergibt sich aus dem Verhältnis aufgewandter Kraft (F) zum Muskelquerschnitt (A) ($T = F/A$). Die Größe Dehnung folgt aus dem Quotienten Verlängerung Δl zur Ruhelänge l_0 des

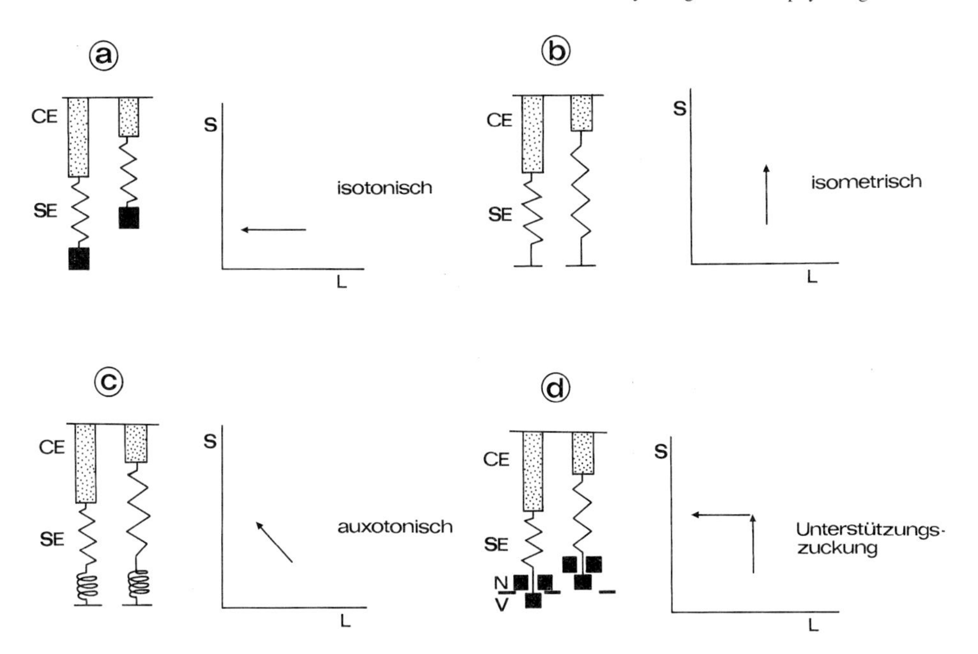

Abb. 1.7.a) Isotonische Kontraktion, am vereinfachten 2-Elemente-Modell.
CS = kontraktiles, SE = serienelastisches Element; S = Spannung und L = Länge im Längenspannungsdiagramm.
b) Isometrische Kontraktion.
c) Auxotonische Kontraktion.
d) Unterstützungszuckung.
N = Nachlast, V = Vorlast

Muskels ($E = \Delta l/l_0$). Die Muskelspannung steigt mit zunehmender Dehnung überproportional an und nimmt im Spannungs-Dehnungs-Diagramm einen exponentiellen Verlauf. Wird die Kurve differenziert, ergibt sich die Steifigkeit des Myokardstreifens (dT/dE). Die gewonnene Gerade steigt proportional zur Spannung.

1.1.2.4. Frank-Starling-Mechanismus

Wird der Muskel entsprechend der Ruhedehnungskurve gedehnt (Positionen A bis D, Abb. 1.8.) und der zeitliche Verlauf der Kraft unter isometrischen Bedingungen gemessen, so läßt sich nachweisen, daß mit zunehmender Dehnung zunächst höhere Kräfte wirken. Mit erhöhter Ausgangsfaserlänge – bzw. enddiastolischem Volumen beim Betrachten des ganzen Herzens – werden Kontraktionskraft bzw. isometrische Spannungsentwicklung und Schlagvolumen erhöht. Dieser Sachverhalt wird als Frank-Starling-Mechanismus interpretiert. Werden die jeweils erreichten maximalen Kraftwerte P_O auf die Kraft-Längen-Ebene aufgetragen, so resultiert durch Verbinden der Punkte die Kurve der sogenannten isometrischen Maxima. Eine maximale Kraftentfaltung findet bis zur Sarkomerenlänge von 2,2 µm statt. Darüber hinaus reichende Dehnungen führen infolge ungenügender Überlappungen der Aktin- und Myosinfilamente wieder zur herabgesetzten Kraftentfaltung.

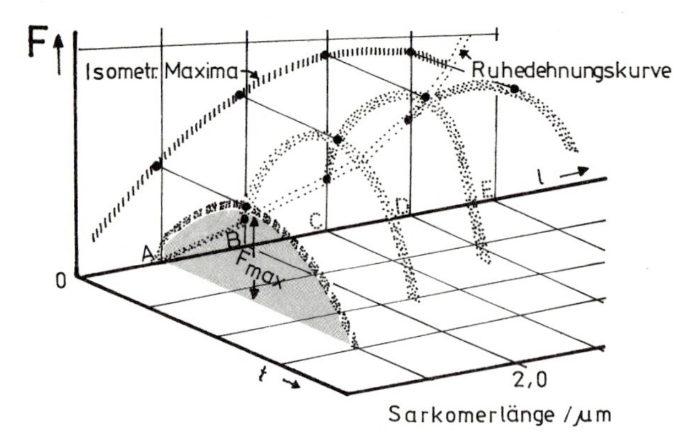

Abb. 1.8. Isometrische Kontraktion von wechselnden Positionen der Ruhedehnungskurve (modifiziert nach BLEIFELD et al. 1978).

1.1.2.5. Kraft-Geschwindigkeits-Beziehungen

Bei **isotonischer Muskelkontraktion** interessierten Muskelverkürzung und Verkürzungsgeschwindigkeit. In einem dreidimensionalen Kraft(F)-Geschwindigkeits(v)-Längen(l)-Diagramm ergeben sich die folgenden Aspekte (Abb. 1.9.). Der geprüfte Muskel zeigt die Ausgangslänge A, die auf der Ruhedehnungskurve einen unteren Platz einnimmt. Der Muskel verkürzt sich von hier aus

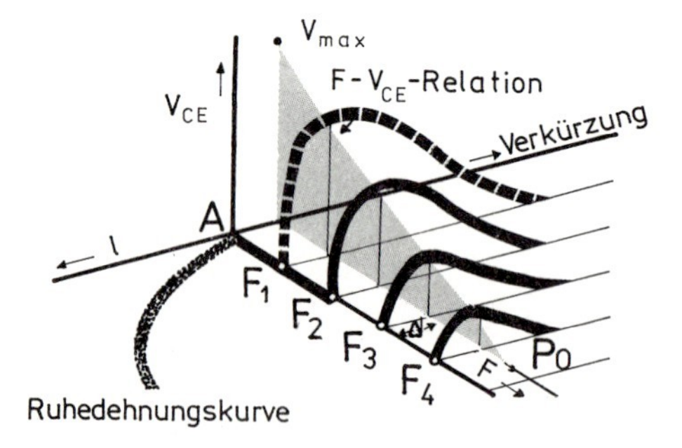

Abb. 1.9. Isotonische Kontraktion bei differenter, zunehmender Nachbelastung mit dargestellter Kraft-Geschwindigkeits-Beziehung. Δl = Verkürzung.

gegen eine ansteigende Last F_1 bis F_4 unter isotonen Modellbedingungen. Die nachlastalterierte Verkürzungsgeschwindigkeit verläuft in einer vertikalen Geschwindigkeits-Längen-Ebene und ragt aus der horizontalen Kraft-Längen-Ebene heraus. Die Gipfelpunkte entsprechen der maximalen, hier nachlastalterierten Verkürzungsgeschwindigkeit. Mit zunehmender Nachlast wird schließlich die Grenzposition P_O erreicht, d. h., der Muskel verkürzt sich nicht mehr, es liegt eine isometrische Kontraktion vor. Die Verkürzungsgeschwindigkeit V_{max} ist um so größer, je geringer die Belastung ist. Bei der Last Null liegt demnach die maximal mögliche V_{max} vor. Sie wird rechnerisch durch Extrapolation bestimmt.

Die Kraft-Geschwindigkeits-Beziehung informiert über die Kontraktionsfähigkeit des Herzmuskels. Es interessieren dabei sowohl V_{max} als auch P_O. Verlagerungen der Kraft-Geschwindigkeits-Kurve bedeuten eine geänderte Kontraktionsfähigkeit und dienen als Werte der Kontraktilität.

Kontraktionsbeurteilung am isolierten Herzen

Die Myokardfasern bilden, in komplizierter Weise angeordnet, das Hohlorgan Herz. Die an Muskelfasern unter bestimmten Grenzbedingungen bedeutungsvollen Größen Kraft, Verkürzung, Verkürzungsgeschwindigkeit sind unter gewissen Einschränkungen am Herzen gewinnbar. Vereinfachend wird zuerst das isolierte Herz betrachtet. Als Korrelat zur Muskelkraft treten beim Herzen der intraventrikuläre Druck und an die Stelle der Längen- die Umfangsänderung oder lokale Längenänderung. Wichtige Voraussetzungen für diesen zulässigen Kompromiß sind eine

- gleichmäßige Herzgeometrie (Kugel oder Ellipsoid)
- gleichmäßige Kraftentfaltung in der Ventrikelwand,
- synchrone Muskelaktivierung.

1.1.2.6. Ruhedehnungskurve des isolierten Herzens

Die Ruhedehnungskurve des isolierten Herzens ist zu gewinnen, wenn Druck- und Füllungsvolumen des Herzens bei wachsender Flüssigkeitszufuhr gemessen werden (Abb. 1.10.). Die Relation $\Delta P/\Delta V$ charakterisiert die Steifigkeit des Herzens. Der reziproke Wert $\Delta V/\Delta P$ drückt die Dehnbarbeit (Compliance) aus.

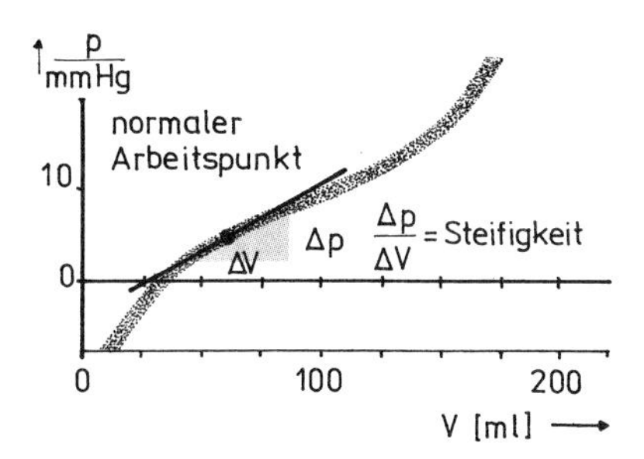

Abb. 1.10. Ruhedehnungskurve des isolierten Herzens.
p = Füllungsdruck, V = Füllungsvolumen

Die isovolumetrische Kontraktion des isolierten Herzens bzw. des Herzens in der Herz-Lungen-Präparation nach STARLING wird bei intermittierendem pneumatischem Ballonverschluß der Aorta möglich. Analog wie bei Myokardstreifen nimmt die Kontraktionskraft bei verändertem Ventrikelvolumen mit Zunahme der Ausgangsfaserlänge zu. Die Ausgangsfaserlänge entspricht der Ruhedehnungskurve, die maximale Kraft dem jeweils entwickelten Spitzendruck (Abb. 1.11). Die Verbindungslinie der Spitzendrücke ergibt die Kurve der isovolumetrischen Maxima, wobei hier Überdehnungen zur Abnahme der entfalteten Kraft führen können. Diese Darstellungsweise bewährt sich besonders, da hiermit Veränderungen nach dem Frank-Starling-Mechanismus (Verschiebung auf der Ruhedehnungskurve), der Inotropie (Versteilerung der Kurve der isovolumetrischen Maxima) und dem Trainingszustand (Rechtsverlagerung beider Kurven) differenziert werden können.

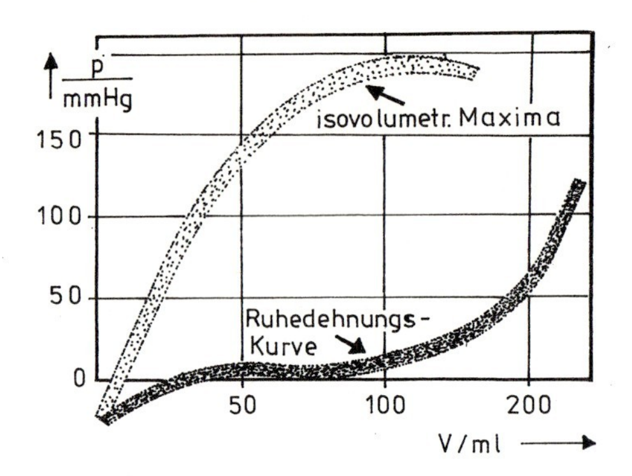

Abb. 1.11. Isovolumetrische Kontraktion des isolierten Herzens.

1.1.2.7. Druck-Volumen-Diagramm

Das Druck-Volumen-Diagramm (Abb. 1.12.) stellt die Druck- und Volumenänderung während eines repräsentativen Herzzyklus dar. Vom Anfang der Kontraktion (BLEIFELD et al. 1978) bis zum Öffnen der Aortenklappe bleibt das Ventrikelvolumen konstant. Dies entspricht der isovolumetrischen Anspannungsphase. Mit Klappenöffnung (BLEIFELD und HAMM

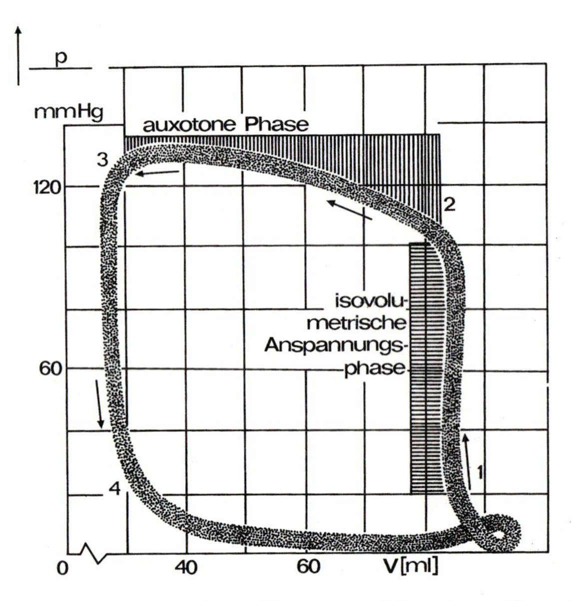

Abb. 1.12. Druck-Volumen-Diagramm nach komplettem Herzzyklus.

1988) und Beginn des Blutauswurfs steigt der Druck in der sogenannten auxotonen Phase an. Ab der isovolumetrischen Relaxationsphase (GOLDMANN 1976), fällt der Druck, ohne daß sich das Ventrikelvolumen wesentlich ändert. Nach der Öffnung der Mitralklappe (GÜLCH 1985) steigt das Ventrikelvolumen an. Die geschilderten Abläufe charakterisieren die Kontraktion des intakten Herzens als nicht rein isovolumetrisch und nicht rein isoton. Diese Druck-Volumen-Diagramme informieren über ihre Fläche zum Ausmaß der Ventrikelarbeit und durch ihre Lage im P-V-Achsenkreuz über die Bedingungen (s. 1.4.4.) bei denen die Herzarbeit erfolgt.

1.1.2.8. Berechnung der Kontraktionsgeschwindigkeit

Zur Kontraktionsbewertung (Kontraktilität) diente beim Myokardstreifen oder Papillarmuskel die maximale Verkürzungsgeschwindigkeit V_{max}. Dabei bestand die Last Null. Bei isometrischer Kontraktion verkürzt sich das kontraktile Element unter Dechnung und damit Spannungszunahme des serienelastischen Elements. Die Geschwindigkeit der Dehnung des serienelastischen Elements kann dabei ausgedrückt werden durch die Spannungsänderung $V_{SE} \sim \frac{dT}{dt}$ (1). Proportionalitäts Faktor ist die Dehnbarkeit dT/dl des SE. Die Dehnungsgeschwindigkeit ergibt sich damit:

$$V_{SE} = \frac{dT/dt}{dT/dl} = \frac{dT}{dt} \cdot \frac{dl}{dT} \qquad \text{(Formel 2)}$$

Die Dehnbarkeit am Herzmuskelstreifen hängt ab von einer vernachlässigbaren Konstanten C, von der Ruhelänge l_0 und von einer weiteren Elastizitätskonstanten K des SE, die bei 37 °C mit 28,31 oder 32 cm^{-1} angegeben wird. Daraus folgt für die Steifigkeit der serienelastischen Elemente:

$$\frac{dT}{dl} = \frac{K}{l_0} \cdot T + C \qquad \text{(Formel 3)}$$

In Gleichung 2 eingesetzt ergibt sich

$$V_{SE} \approx \frac{dT}{dt} \cdot \frac{l_0}{K \cdot T} \qquad \text{(Formel 4)}$$

Wird vereinfachend das Herz als kugelförmiges Organ betrachtet, läßt sich die Muskelspannung T durch den intraventrikulär erzeugten Druck (LVP bzw. die Druckänderung $\Delta P = LVP - LVEDP$) ersetzen. Dabei spielen der Innenradius R (bei Isometrie konstant!), die Wanddicke s und der entwickelte Druck eine Rolle. In die Beziehung (4) eingesetzt, resultiert:

$$V_{SE} = \frac{d\left(\Delta P \frac{r}{2s}\right)}{dt} \cdot \frac{l_0}{K\left(\Delta P \frac{r}{2s}\right)} = \frac{dp/dt}{\Delta P} \cdot \frac{l_0}{K} \qquad \text{(Formel 5)}$$

Da die Verkürzungsgeschwindigkeit der CE der Geschwindigkeit der Dehnung der SE entspricht, kann geschrieben werden $V_{CE} \approx - V_{SE}$ und damit kann aus Gleichung (5)

$$\frac{V_{CE}}{l_0} = \frac{dp/dt}{K \cdot \Delta P} \quad \text{bzw.} \quad V_{CE} = \frac{dp/dt}{K \cdot \Delta P}$$

bei Konstanz der Muskellänge (l_0) formuliert werden (s. 1.5.3.1.).

1.1.2.9. Kontraktionsbeurteilung am intakten Herzen

Gegensätzlich zur Situation am isolierten Muskelstreifen oder isoliertem Herzen stellt das Herz in situ einen Teil eines Regelsystems dar. Einheitliche Untersuchungsbedingungen im Individualfall sind daher nicht ohne weiteres gegeben, die Meßwerte können streuen. Soll die Ruhedehnungskuve beim menschlichen Herzen ermittelt werden, ergeben sich von vornherein Einschränkungen. Um z. B. das Füllvolumen im Ventrikel um 1 ml zu erhöhen, müßten ca. 20 ml peripher zugeführt werden. Die Ruhedehnungskurve bzw. ein Arbeitspunkt des menschlichen Herzens auf ihr wird daher in der Regel nur abgeschätzt.

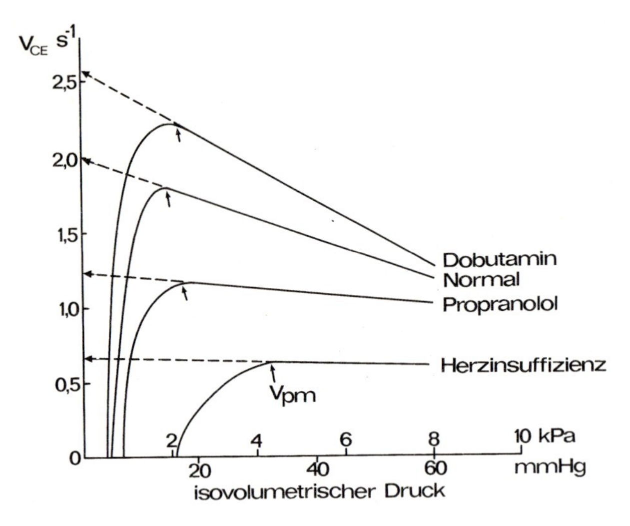

Abb. 1.13. Kraft-Geschwindigkeits-Beziehung und Beispiele der Bestimmung von V_{max} und V_{pm} unter differenten Inotropieeinflüssen. $V_{CE} = \frac{dp/dt}{IP \cdot 32}$

IP = entwickelter isovolumetrischer Druck, $\uparrow$ = V_{pm}, V_{max} durch lineare Extrapolation gewonnen (schematisch, Schnittpunkte mit der y-Achse).

Die Beurteilung der Herzfunktion mit Hilfe von Kraft-Geschwindigkeits-Beziehungen gelingt aus Druckmessungen während der isovolumetrischen Kontraktionsphase. Ausgangspunkt ist die beschriebene Beziehung

$$V_{CE} = V_{SE} = \frac{dp/dt}{K \cdot \Delta P} \cdot l_0$$

Die zu ermittelnden Werte resultieren aus dem Quotienten $\frac{dp/dt}{\Delta P}$. Abhängig von der Situation und der momentanen Funktion ergeben sich bestimmte Verkürzungsgeschwindigkeiten, die beispielhaft Abb. 1.13. demonstriert. Positiv inotrope Effekte erhöhen die V_{CE}, negativ inotrope erniedrigen sie.

1.1.2.9.1. Herzfunktionskurve

Ausgehend von dem Frank-Starling-Diagramm kann eine Herzfunktionskurve dargestellt werden, wenn als Abszissenwerte der enddiastolische Druck und als Ordinatenwerte das Schlag- oder Herzminutenvolumen bzw. die Schlagarbeit eingesetzt werden. Bei jeder genannten Darstellungsweise ist der Kurvenverlauf vom Herzkranken gegenüber einem Herzgesunden abgeflacht und eher absteigend. Das HMV steigt mit Erhöhung des enddiastolischen Druckes. Wie beim Myokardstreifen so wird auch beim isolierten Herzen ein Maximum erreicht. Bei weiterem Anstieg des EDP bleibt das HMV dann bei der Normalperson länger konstant. Ein ähnlicher Kurvenverlauf resultiert, wenn an Stelle des HMV die Schlagarbeit und damit der entwickelte Druck berücksichtigt wird.
Der Arbeitspunkt des gesunden linken Ventrikels liegt bei einem maximalen Füllungsdruck von 12 mm Hg (1,6 kPa) und einem HMV von ca. 6 l/min bzw. einer Schlagarbeit von 1 Nm. Eine verbesserte Herzfunktion ist durch steileren, eine schlechtere Herzfunktion durch einen flachen und

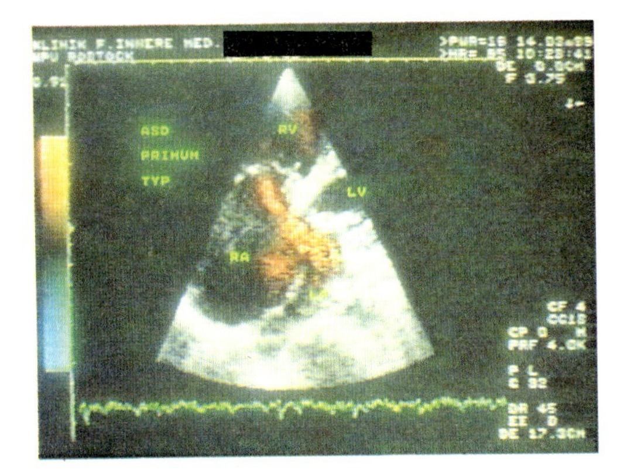

Abb. 3.106.a) Subxiphoidaler Vierkammerblick bei ASD vom Prinum-Typ mit rot codiertem Shuntfluß vom LA in den RA.

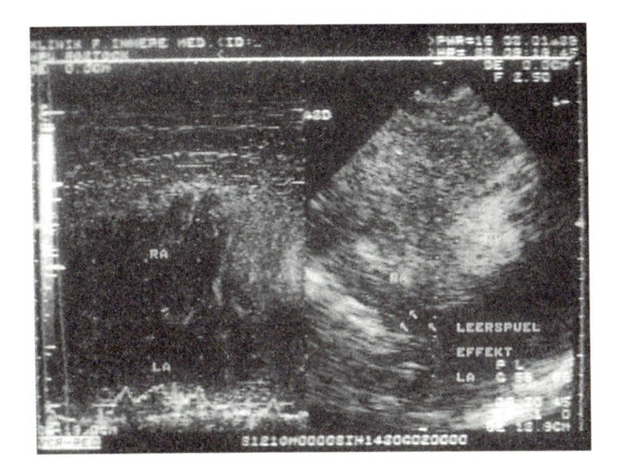

Abb. 3.106.b) Kontrastechokardiographie bei ASD vom Sekundum-Typ. Übertritt einzelner Kontrastechos vom rechten (RA) in den linken Vorhof (LA), siehe M-Mode, und Leerspüleffekt im RA in Defektnähe im RA, siehe B-Mode.

auf die Fälle, die mit der gegebenen Eindringtiefe noch eine Farbdarstellung ermöglichen. Hier besteht noch eine Indikation zur Kontrastechokardiographie (Abb. 3.106.b) mit Leerspüleffekt im rechten Vorhof und systolischem Übertritt von Echokontrast in den linken Vorhof.

Der **Power-Mode der Farb-Doppler-Echokardiographie**, die rechnerische Verarbeitung als Summe der Quadrate der Amplitude, hilft im Einzelfall weiter. Differentialdiagnostisch kommen alle Formen der rechtsventrikulären Volumenbelastung zur Diskussion.

3.7.13.2. Ventrikelseptumdefekt (VSD)

Seitens der Lokalisation werden der membranöse, der muskuläre Endokardkissendefekt und der infundibuläre Defekt unterschieden. Der VSD ist bis zu einer Größe von $0{,}5\,cm^2/m^2$ Körperoberfläche drucktrennend, von $0{,}5\,cm^2/m^2$ bis $1\,cm^2/m^2$ druckreduzierend mit hämody-

namischem Effekt und oberhalb 1 cm^2/m^2 druckangleichend! Bei Shuntumkehr besteht eine Eisenmenger-Reaktion.
Dem **M-Mode** entgehen kleine VSD. Bei großen VSD führen die Unterbrechung der Septumkontur im AV-Bereich und gemeinsam erfaßter Mitral- und Trikuspidalklappe sowie die Septumlücke mit überreitender Aorta zur Diagnose. Indirekt weisen Vergrößerung des linken Vorhofs, dilatierter linker Ventrikel sowie insbesondere enddiastolisch vergrößerter rechter Ventrikel auf die Volumenbelastung hin.
Die **zweidimensionale Darstellung** liefert Hinweise auf Septumlücken ohne definitive Beweiskraft. Es ist erforderlich, das Herz von parasternal, apikal und subcostal anzuloten, um das ganze Septum zu erfassen. Ein Morbus Roger im muskulären Septum kann dem Nachweis entgehen. Die **Doppler-Sonographie** vermag den Jet direkt zu orten und damit die Diagnose zu belegen. Bei

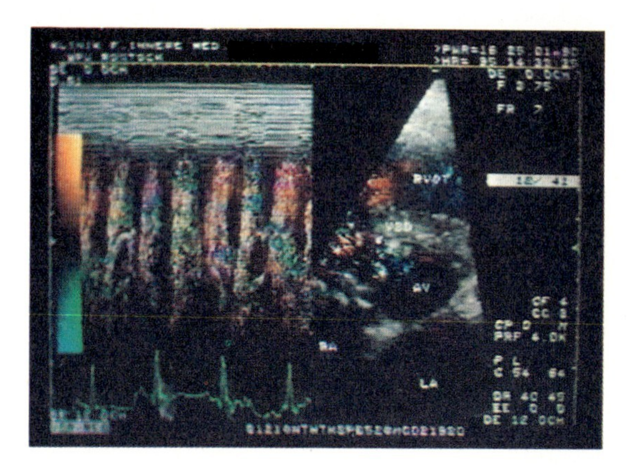

Abb. 3.107. VSD-Farb-Doppler-Darstellung des mosaikförmigen Links-Rechts-Shuntflusses subaortal im B-Mode, kurze Achse rechts und M-Mode mit systolisch turbulentem Shuntfluß.
RVOT = rechtsventrikulärer Ausstromtrakt, AV = Aortenklappe, RA = rechter Vorhof, LA = linker Vorhof.

drucktrennendem Defekt wird die CW-Technik infolge der hohen Geschwindigkeit nötig. Der transseptale Druckgradient (Δp LV/RV) erlaubt bei gemessenem systolischem Blutdruck auf den systolischen rechtsventrikulären Druck zu schließen (RRS $-$ Δp LV/RV = RVSP). Bei nichtkorrekter Filterwahl können bei zu großem Winkel zur Anlotrichtung hohe Geschwindigkeiten von CW-Doppler mit erfaßt werden, die dann in die Fehlbestimmung des RVSP eingehen. Die Quantifizierung des Shuntes mittels Qp:Qs-Relation entspricht den Angaben zum ASD.
Als **hilfreich** für die Diagnostik erweist sich die Farb-Doppler-Sonographie. Sie ermöglicht, den turbulenten Jet zu erfassen, dabei müssen die angegebenen Schallkopfpositionen berücksichtigt werden. Der turbulente Fluß setzt sich bis in den RVOT fort. Der akute VSD als Komplikation eines Myokardinfarktes kann an differenten Septumteilen auftreten. Die Jet-Richtung kann aber so verlaufen, daß der Winkel zur Anschallrichtung so groß wird, daß die Farbkodierung unzureichend wird (Kruck und Biamino 1988) (Abb. 3.107).

3.7.13.3. Ductus arteriosus persistens (PDA)

Der Ductus arteriosus findet sich bei jedem Frühgeborenen und kann auch bei reifen Neugeborenen persistieren. Andererseits liegt er als lebensnotwendiger Bestandteil bei komplexen angeborenen Vitien vor.

Im **M-Mode** kommen in der parasternalen langen Achse die Zeichen der Volumenbelastung des linken Herzens zur Darstellung. Es finden sich der vergrößerte linke Vorhof und ein **enddiastolisch** erweiterter linker Ventrikel. Das Verhältnis zwischen linkem Vorhof (LA) und Aorta beträgt beim Ductus 0,9:1. Ab 1,1:1 muß von einem vergrößerten enddiastolischen linksventrikulären Volumen ausgegangen werden (HUNTER et al. 1981). Differentialdiagnostisch wird dieses Kriterium auch bei der Mitralinsuffizienz und dem VSD erfüllt. Die Vorhofvergrößerung entwickelt sich nur bei intaktem interatrialem Septum (IAS). Normale Dimensionen von LA, LV und Aorta erlauben keinen definitiven Ausschluß des Ductus.
Im **B-Mode** gelingt die direkte Darstellung des Ductus von suprasternal, insbesondere bei Kindern. So läßt sich die Einmündung gegenüber der linken A. subclavia direkt einordnen. **Doppler-sonographisch** erweist sich das systolisch diastolische Flußprofil in der Pulmonalarterie von suprasternal angelotet als beweisführend. Das Quantifizieren über das Qp:Qs-Verhältnis bleibt problematisch.

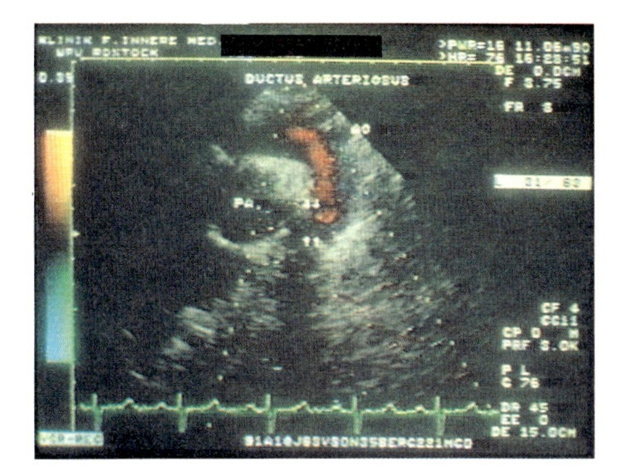

Abb. 3.108. Ductus arteriosus persistens – suprasternale Schallkopfposition – Aorta descendens mit diastolisch rotem Einstrom aus dem Ductus bei Shuntumkehr.

Einen Fortschritt brachte die Farb-Doppler-Sonographie. Aus der Kurz-Achse gelingt das Darstellen des Pulmonalishauptstammes und die Aufzweigung in die rechte und linke Pulmonalarterie. Der Nachweis turbulenten diastolischen Flusses aus der linken Pulmonalarterie in den Hauptstamm beweist die Diagnose, desgleichen auch der diastolisch retrograde Fluß in der Aorta descendens (Abb. 3.108.).

3.7.13.4. Aortenisthmusstenose

Bei der Aortenisthmusstenose vermag die M-Mode-Technik lediglich, die Befunde der Hypertonie beizutragen. Die **zweidimensionale Technik** erlaubt von suprasternal die Aorta descendens einschließlich der Isthmusstenosenregion einzusehen, so daß die Zuordnung in prä- oder postductale Stenose gelingt. Der Druckgradient kann mittels **Doppler-Sonographie** (CW) ermittelt werden. Die **FDE** zeigt zusätzlich den turbulenten Fluß an.

3.7.13.5. Komplexe Fehlbildungen

Komplexe Fehlbildungen des Herzens treten in differenten Kombinationen auf. Bei Herzfehlern mit Links-Rechts-Shunt handelt es sich um ASD, VSD, Ductus arteriosus, Lungenvenenfehlmündung, aortopulmonales Fenster und die Aortenatresie.
Das aortopulmonale Fenster läßt sich von der hohen parasternalen kurzen Achse im **B-Bild** dokumentieren. Meist liegt die Verbindung dicht oberhalb der Taschenklappen. **Doppler-sonographisch** entspricht der Befund dem des Ductus arteriosus. Die Aortenklappenatresie und die hypoplastische Aorta sind im **B-Bild** eindeutig zu dokumentieren. Funktionell entspricht der Befund dem hypoplastischen Linksherzsyndrom (FEIGENBAUM 1986).
Zu den Herzfehlern mit Rechts-Links-Shunt gehören die Fallotsche Tetralogie, der Truncus arteriosus communis, die Transposition der großen Gefäße (TGA), der singuläre Ventrikel, der Ursprung beider großen Gefäße aus einem Ventrikel mit oder ohne Pulmonalstenose, die Trikuspidalatresie, der Mb. Ebstein, der hypoplastische rechte Ventrikel, der fehlende Aortenbogen und das pulmonale arteriovenöse Aneurysma. Diese Fehlbildungen lassen sich alle mittels des **B-Mode** zweidimensional erfassen. Die Fallotsche Tetralogie weist den membranösen Septumdefekt, die überreitende Aorta, die Pulmonalstenose (valvulär und infundibulär) und den rechtsseitigen Aortenbogen auf. Es gelingt in 95% der Fälle die Sicherung der Diagnose (SANDERS et al. 1982).
Die **Doppler-Sonographie** erlaubt, den Druckgradient der Pulmonalstenose aus der kurzen Achse zu sichern. Beim Truncus arteriosus communis besteht ein zentral in der kurzen Achse nachweisbares Gefäß ohne abgrenzbare Pulmonalklappe bzw. Pulmonalarterien. Die Transposition der großen Arterien läßt sich mittels B-Mode in der kurzen Achse von parasternal oder von subxiphoidal klären. Die Aorta entspringt dem rechten und die Pulmonalarterie dem linken Ventrikel. Bei der *D-Transposition* liegt der Aortenanschnitt vorn rechts und der der Pulmonalis seitlich links dahinter als circulärer Anschnitt. Ohne Shuntverbindung (ASD oder VSD oder Ductus arteriosus) ist diese Fehlbildung nicht mit dem Leben vereinbar.
Die korrigierte oder *L-Transposition* resultiert aus der Kombination von atrioventriculärer und ventriculoarterieller Diskordanz. D.h., der venöse Zustrom mündet in den rechten Vorhof, passiert den anatomischen linken Ventrikel und fließt in die Pulmonalarterie. Dieser Funktionsablauf läßt sich mit einer Echokontrastdarstellung in zweidimensionaler Darstellung o.a. Schnittebenen sichern.

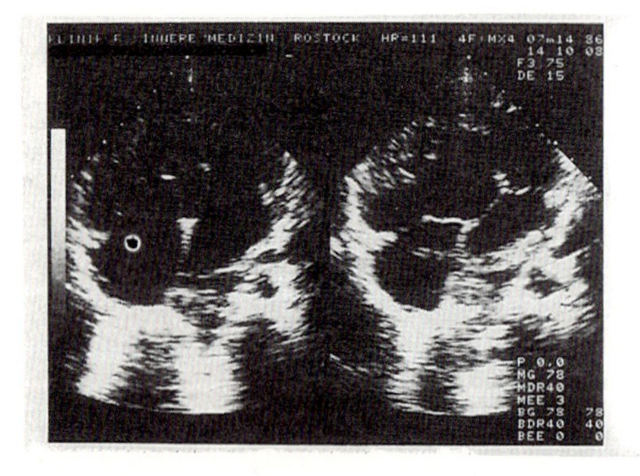

Abb. 3.109. Singulärer Ventrikel mit intakten AV-Klappen.
LA = linker Vorhof, RA = rechter Vorhof, V = singulärer Ventrikel. Apikaler Vierkammerblick

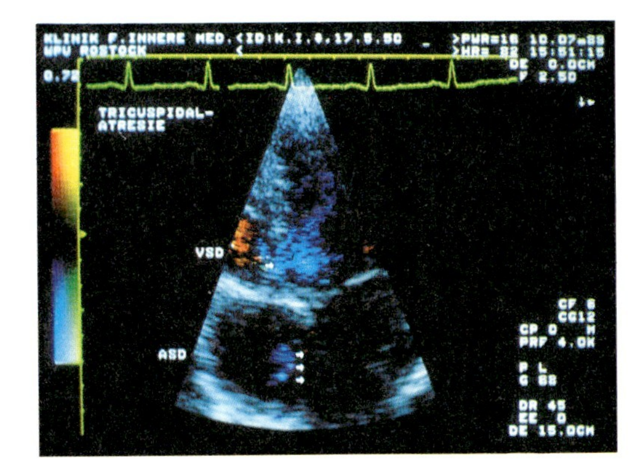

Abb. 3.110. Trikuspidalatresie, ASD.
RA = rechter Vorhof, LA = linker Vorhof, LV = linker Ventrikel, RV = rechter Ventrikel, VSD. Apikaler Vierkammerblick.

Der pulmonalvenöse Fluß mündet in den linken Vorhof, erreicht den anatomisch rechten Ventrikel und gelangt in die Aorta. Die Identifikation des rechten Ventrikels gelingt anhand der drei Segel der Trikuspidalklappe bzw. und der Pulmonalarterie mit dem Nachweis der Bifurkation (Bierman und Williams 1979) (Abb. 3.109., 3.110.).

Zusammenfassend bleibt bezüglich der detaillierten Diagnostik der angeborenen Herzfehler einschließlich der Kombinationen der Hinweis auf die einschlägige Literatur, insbesondere auf die Monographie von Seward.

Die **postoperative Kontrolle** bei den weitgehenden operativen Korrekturen richtet sich auf die Komplikationen, die den Langzeitverlauf wesentlich beeinflussen können. Besonderes Augenmerk ist zu richten auf die Integrität von prothetischem Material, Nahtinsuffizienz an den Übergängen zu

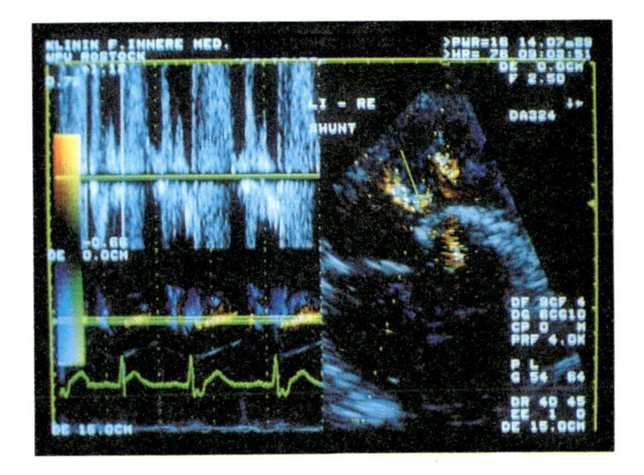

Abb. 3.111. Postoperative Kontrolle nach operativer Korrektur eines inkompletten AV-Kanals. Turbulenter mosaikförmiger rot-gelber Fluß, in blaugrün übergehend. Kurze Achse.
Ao = Aorta, RA = rechter Vorhof, RV = rechter Ventrikel

nativem Material bei Patches, Klappen und Conduit. Im besonderen sollten Klappenresiduen inspiziert werden. Hämodynamisch interessieren links- und rechtsventrikuläre Funktion und speziell der rechtsventrikuläre Druck. Dimensionsänderungen aller Herzhöhlen und Restshunts bedürfen der Beachtung. So kann eine Größenzunahme des rechten Vorhofs nach ASD-Verschluß auf eine Trikuspidalinsuffizienz hinweisen, die infolge der postoperativen Verformung einer dysplastischen Trikuspidalklappe resultiert. Dies kann auch nach VSD-Operationen auftreten. Ebenso kann eine Nahtinsuffizienz eines Patchs einen Restshunt unterhalten (Abb. 3.111.).

3.7.14. Stellenwert der Doppler-Sonographie

Die Doppler-Sonographie gestattet, den Blutfluß richtungssensitiv, qualitativ und teilweise quantitativ zu erfassen. Der klinische Einsatz schließt das Ermitteln des Herzminutenvolumens, den Nachweis von Regurgitationen, von Shunts und Stenosenflüssen ein. Je nach dem Problem stellt sich die Frage nach dem optimalen Meßprinzip.
So wird der **gepulste Doppler** (PW-Technik) dann angewandt, *wenn ein Fluß an einem direkt umschriebenen Meßort erfaßt bzw. ein Flußprofil niedriger Geschwindigkeit* bezüglich seiner Ausdehnung geortet werden soll. Die *CW-Technik* steht zur Anwendung bereit, *um Blutströmungen höherer Geschwindigkeit* zu erfassen.
Die farbkardierte Doppler-Flußmessung basiert auf dem PW-Prinzip. Sie kann Richtung, Betrag und Ausdehnung einer Blutströmung als Flächen-Doppler messen und darstellen.
Die Doppler-Gleichung

$$fo = 2fo \frac{V \cdot \cos\Theta}{c}$$

läßt erkennen, daß die Frequenzänderung, Doppler Shift, direkte Proportionalität zur ausgesandten Frequenz (fo) von der Flußgeschwindigkeit (v) und im besonderen zum Winkel (cos Θ) zwischen Schallrichtung und axialer Strömung besitzt. Die Schallgeschwindigkeit (c) geht umgekehrt proportional in die Doppler Shift ein.
Die apparativ mögliche Winkelkorrektur birgt die Gefahr in sich, bei nichtausreichendem Doppler-Signal die Flußgeschwindigkeit zu überschätzen. Für die Praxis relevant bleibt, ohne Winkelkorrektur zu arbeiten und mit einem Winkel unter 20° die axiale Strömung anzuloten.
Das Wahrnehmen des optimalen Audiosignals und das Registrieren einer korrekten Spektralkurve vermeiden das Unterschätzen. Der Einfluß der Winkelgröße auf die Geschwindigkeit und die ermittelten Druckgradienten ist aus Tabelle 3.43.(a) zu ersehen.

Tabelle 3.43.a) Einfluß des Winkels zwischen Anschall- und Flußrichtung auf Geschwindigkeit und Druckgradient

Winkel (Grad)	10	20	30	40	60
Geschwindigkeit (V) (% der Unterbestimmung)	1,5	6	13	24	50
Druckgradient (Δp) (% der Unterbestimmung)	3	12	25	41	75

3.7.14.1. Normalwerte

Als Normalwerte gelten die von Hatle und Angelsen (1985), in Tabelle 3.43.(b) angegebenen Stellenwerte der Doppler-Echokardiographie.

Tabelle 3.43.b) Normalwerte der Doppler-Flußmessung des linken und rechten Herzens (nach Hatle und Angelsen 1985)

	Maximale Flußgeschwindigkeit	
	Kinder n = 30 (1–16 Jahre) (m/s)	Erwachsenen n = 40 (18–72 Jahre) (m/s)
Mitralis	1,00 (0,8–1,3)	0,90 (0,6–1,3)
Trikuspidalis	0,60 (0,5–0,8)	0,50 (0,3–0,7)
Pulmonalarterie	0,90 (0,7–1,1)	0,75 (0,6–0,9)
LVOT	1,00 (0,7–1,2)	0,90 (0,7–1,1)
Aorta	1,50 (1,2–1,8)	1,35 (1,0–1,7)

3.7.14.2. Druckgradienten-Regurgitationen

Die Flußmessung an den Herzklappen ermöglicht die Diagnostik von Stenosen und/oder Regurgitationen. Im Strömungsbereich derartiger Veränderungen treten hohe Geschwindigkeiten als laminarer Jet und Bereiche turbulenter Strömung auf. Der Alias-Effekt der PW-Technik verhindert das

Tabelle 3.44. Normalwerte für Kinder im Gewicht von 1000–4000 g

	RVD	LVED	LA	AO	IVS	LVPW
1000 g	– 7	7–17	3– 9	5– 9	1–4	1–4 mm
1500 g	– 8	9–18	4–10	6–10	2–4	2–4 mm
2000 g	2– 9	11–20	5–12	7–11	2–5	2–5 mm
2500 g	3–10	12–21	7–13	8–12	2–5	2–5 mm
3000 g	4–11	13–23	8–14	9–13	3–5	2–5 mm
3500 g	5–12	15–24	9–16	10–14	3–6	2–5 mm
4000 g	6–13	16–26	11–17	11–25	3–6	2–5 mm

Messen von Frequenzverschiebung, d. h. hoher Geschwindigkeiten, beim Überschreiten der Hälfte der Pulsrepetitionsfrequenz (PRF). In diesem Fall führt die CW-Technik weiter. Mittels der PW-Technik gelingt es, den laminaren Fluß unterhalb der Klappen zu messen und Turbulenzen so zu lokalisieren, daß subvalvuläre, valvuläre oder supravalvuläre Stenosen lokalisiert werden können. Bei Klappenstenosen gestattet der Einsatz der Bernoulli-Gleichung mit einer Reihe von Vereinfachungen, aus der maximalen bzw. mittleren Geschwindigkeit die entsprechenden Druckgradienten zu ermitteln (Hatle und Angelsen 1985).

$$P = 4 (V_{max} 2 - V_{prox} 2)$$

Die maximale Geschwindigkeit (V_{max}) wird in Höhe der Klappenstenose gemessen und die proximale (V_{prox}) oberhalb der Stenose. Auf die Korrektur mit der proximalen Geschwindigkeit kann verzichtet werden, wenn sie wesentlich geringer als die V_{max}, kleiner als 1 cm/s gemessen wird. Der Vergleich mit den invasiv ermittelten Druckgradienten erbringt gute Korrelationen (HOLEN et al. 1976; HATLE et al. 1978; STAMM und MARTIN 1983). Dies gilt bei der Mitralstenose. Vergleichbare Resultate liegen für die Aortenstenose (STAMM und MARTIN 1983; HATLE 1981; HATLE und ANGELSEN 1984; BERGER et al. 1984) und die Pulmonalstenose (LINA et al. 1983) vor. Entsprechende Resultate wurden auch für die Subaortenstenose beigebracht.

Die **Grenzen des Ermittelns von Druckgradienten** ergeben sich aus der dreidimensionalen Jet-Richtung und dem zur Verfügung stehenden Schallfenster. Die Winkelkorrektur der Daten kann wesentlich Fehler einbringen. Zu empfehlen bleibt es, die Position zu suchen, die es erlaubt, die höchste Geschwindigkeit zu messen. Bei allem Für und Wider (exponentieller Kurvenverlauf) bewährte sich die Druckgradienten-Halbierungszeit zum Bestimmen der Mitralklappenöffnungsfläche (s. Mitralstenose). Begleitende Regurgitationen können die Meßdaten der antegraden Flußrichtung erheblich beeinflussen. Der aortale effektive Fluß hilft dabei, die hämodynamische Situation global zu validieren.

Die Aortenklappenöffnungsfläche, nach der Kontinuitätsgleichung ermittelt, erlaubt es, bei reduzierter Myokardfunktion oder Kombination mit einem Mitralvitium den hämodynamischen Effekt der Stenose abzuschätzen. Der Einsatz der Kontinuitätsgleichung beim Aortenklappenersatz läßt zu, die effektive Öffnungsfläche zu ermitteln. Die Farb-Doppler-Sonographie trägt an den AV-Klappen zum zeitlich gerafften Auffinden des Stenose-Jet bei. An der Aortenklappe enttäuscht diese Technik infolge der auftretenden hohen Geschwindigkeiten.

Regurgitationen gelingt es, mit der Doppler-Sonographie qualitativ und semiquantitativ zu erfassen. Die konventionelle Doppler-Sonographie kann mittels **PW-Technik** den Jet und dessen Ausdehnung orten. Infolge der hohen **Geschwindigkeiten** hilft der CW-Doppler, eine definitive Spektralkurve aufzuzeichnen. Aus der Druckgradient-Halbierungszeit bei der Aorteninsuffizienz wird eine Quantifizierung bei erheblichen Überlappungsbereichen in die Stadien I–IV möglich (s. Aorteninsuffizienz). Als wesentliches Kriterium geht die Aortencompliance mit ein. Für die Mitral- und Trikuspidalinsuffizienz kann die Eindringtiefe in den Vorhof zur quantitativen Bewertung herangezogen werden.

Die **Farb-Doppler-Sonographie** läßt den Jet und dessen Ausdehnung beschreiben. Die **Signalintensität** ist kein verläßliches Maß für das Regurgitationsvolumen. Ebenso stößt die Flächenbestimmung auf Grenzen, da der Ausdehnung des Farb-Jets zusätzlich Verschiebungen von Flüssigkeitsschichten zugrunde liegen (BOLGER et al. 1986).

Ein weiterer Versuch des Quantifizierens von Regurgitationsvolumina resultiert aus dem Registrieren von **Geschwindigkeitsparametern** in **vor- bzw. nachgeschalteten Gefäßen**. So gelingt dies am Flußsignal der Aorta deszendens bzw. der A. carotis bei der Aorteninsuffizienz, in den Pulmonalvenen bei der Mitralinsuffizienz und in der Aorta ascendens.

Aus den Daten der **Farb-Doppler-Sonographie** im zweidimensionalen Bild kann mit dem Bestimmen der proximalen isolvolumetrischen Oberfläche bei Nutzen des Aliasingeffektes die Quantifizierung einer Regurgitation versucht werden. Definierte Prämissen, wie die Nyquist Frequenz, die korrekte Halbkugel, die Konstanz der Fläche, ein Segelwinkel von 180° und die Farb-Doppler-Auflösung gehen in die Resultate ein. Die Wertung gegenüber relevanten invasiven Daten steht noch aus. Schließlich läßt sich auch aus dem **Impulserhaltungssatz** auf die Regurgitationsmenge schließen, wenn der Regurgitationsjet als turbulenter Freistrahl aufgefaßt wird. Für diesen Ansatz gelten als Vorbedingungen der freie Jet, die kreisförmige Leckstelle und der achsensymmetrische Jet, weiterhin die Öffnungsfläche bei maximalem Fluß, wobei die Kernzonen-

länge 12 Radien der Regurgitationslänge umfassen soll. Die Meßvolumengröße beeinflußt das Resultat.
Zusammenfassend vermag die Doppler-Sonographie bei Regurgitationen über die Regurgitationsöffnung (FDE, PW und zweidimensional, begrenzt mit FDE), die entsprechenden Druckgradienten (CW), die mögliche pulmonale Hypertonie und die systolische sowie diastolische Funktion (PW) zu informieren.

3.7.14.3. Shuntdiagnostik

Die Shuntdiagnostik stützt sich entscheidend auf den qualitativen Nachweis des Flusses im mittels zweidimensionaler Technik georteten Defekt. Der PW- und Farb-Doppler erlauben es, aus mindestens zwei differenten Ebenen den Shuntfluß zu belegen. Beim ASD, VSD und Ductus arteriosus kann aus dem Verhältnis von pulmonalem Fluß (Qp) zu systemischem Fluß (Qs) auf die Shuntblutmenge geschlossen werden. Beim ASD wird der pulmonale Fluß mittels PW-Technik in der Pulmonalarterie aus der parasternalen kurzen Achse erfaßt. Der systemische Fluß in der Aorta läßt sich aus der apikalen oder suprasternalen Position bestimmen. Die Versuche, die Flußraten von trikuspidalem und mitralem Fluß gegenüberzustellen, zeigten in Gegenwart eines VSD höhere Geschwindigkeiten in der Pulmonalarterie mit typischen Aliasingeffekt, so daß der mitrale Fluß besser den gesamtpulmonalen Fluß ohne verändertes Flußgeschwindigkeitsprofil widergibt. Dieses Vorgehen setzt das intakte interatriale Septum voraus. Beim persistierenden Ductus arteriosus wird ebenfalls der mitrale Fluß dem pulmonalen Fluß gleichgesetzt, da der pulmonale Fluß erheblicher Turbulenz unterliegt. Der systemische Fluß kann dann vor dem Shuntzufluß im subvalvulären rechtsventrikulären Ausflußtrakt oder an der Trikuspidalis bestimmt werden.
Die konventionelle Doppler-Sonographie ermöglicht neben der Quantifizierung von Shunts das Ermitteln von Druckgradienten an den Shuntöffnungen. Es gelingt das prognostische Einschätzen anhand der pulmonalen Druckwerte, systolisch aus der trikuspidalen Regurgitation und diastolisch aus der pulmonalen Regurgitation.
Aus den pulmonalen Flußgeschwindigkeiten läßt sich auf den pulmonalvaskulären Widerstand schließen.
Die Farb-Doppler-Sonographie ermöglicht den direkten Shuntnachweis und das Optimieren der konventionellen Doppler-Meßverfahren.
Zusammenfassend bleibt festzustellen, daß die Diagnose eines Shuntvitiums mittels PW-, CW- und Farb-Doppler im Zusammenhang mit der zweidimensionalen Technik gelingt, insbesondere hinsichtlich der Lokalisation und der Größe. Funktionelle hämodynamische Aussagen zu Druckgradienten an Shuntöffnungen, zur evtl. pulmonalen Hypertonie, zur systolischen sowie diastolischen Ventrikelfunktion sind beim Einsatz der PW- oder CW-Technik und auch Farb-Doppler-Technik möglich.

3.7.14.4. Herzzeitvolumen-Messung

Das Bestimmen des Herzzeitvolumens mittels Doppler-Sonographie basiert auf dem Ermitteln der Querschnittsfläche (A), über der das Gechwindigkeitszeitintegral (VTI) einer laminaren Strömung erfaßt wird. Der Formelausdruck

$$Q = \frac{A \cdot VTI \cdot HR}{\cos \Theta}$$

gibt das Herzminutenvolumen (HMV) wieder. Die Korrelation zu invasiven Daten liegt unabhängig vom Meßort bei r = 0,86 (SAHN und VALDES-CRUZ).
Das Erfassen des HMV gelingt in der Aorta ascendens und descendens von suprasternal. Gleichermaßen gelingt es, an den AV-Klappen und dem rechten sowie linken Ausflußtrakt die Minutenvolumenbestimmungen durchzuführen. Der Vergleich der Meßwerte an verschiedenen Meßorten läßt eine Dominanz für den linksventrikulären Ausflußtrakt erkennen. Respiratorische Einflußnahme auf die doppler-sonographischen Messungen sind zu berücksichtigen (FEHSKE 1988). Entsprechend geltender Meßbedingungen für die Hämodynamik ist auch für Flußmessungen mit der Doppler-Sonographie generell das Endexspirium zu praktizieren.
Grenzen ergeben sich insbesondere aus der akuraten Querschnittsbestimmung, wobei an den AV-Klappen der Zeitbezug zum Querschnitt entscheidenden Einfluß nimmt. FISHER et al. 1983 berichten über eine dynamische Fluß-Flächenbestimmung aus der kurzen Achse an der Mitralklappe und des Erfassens der Geschwindigkeitskurve aus apikaler Position am Tiermodell. Mit dieser Technik soll die Fehlerbreite von ca. 15 % deutlich eingeengt werden. Für die Bestimmung des HMV im LVOT erlaubt die Nutzung der Cineloop-Technik, reproduzierbare Querschnitte zu erfassen, so daß aus apikaler Position im laminaren Strömungsteil ein repräsentatives Herzminutenvolumen erfaßt wird. Auch im rechtsventrikulären Ausflußtrakt hat die Querschnittsfläche dominierenden Einfluß auf die Meßfehlerbreite, hier hilft die angeführte Technik ebenfalls weiter. Das Ruhe-Herzminutenvolumen erlaubt generell eine Abgrenzung zwischen dem Leistungsstadium III und IV.
Über erfolgreiche Versuche bei ergometrischer Belastung, die Minutenvolumenantwort zu erfassen, berichtete FEHSKE (1988).

3.7.15. Transösophageale Echokardiographie (TEE)

Für das transösophageale Vorgehen gelten folgende **Indikationen** (ERBEL et al. 1989):

- Aneurysmen dissecans der Aorta thoracica
- Endokarditis (Vegetationen)
- Prothesendysfunktion, -endokarditis
- arterielle Embolie unklarer Genese
- intra- und extrakardiale Massen (Thromben, Tumoren)
- Mitralinsuffizienz
- valvuläre und subvalvuläre Aortenstenose
- Pulmonalembolie
- Bewußtlosigkeit unklarer Genese mit Verdacht auf kardialer Ursache
- spezifische Aspekte kongenitaler Herzfehler
- fehlendes transthorakales Schallfenster, intraoperativ
- Rekonstruktionen von Mitral- und Trikuspidalklappe mit intraoperativer Kontrolle

Die überzeugenden Resultate dieser Untersuchungstechnik werden den Punkt des unzureichenden Schallfensters mit zunehmender Erfahrung und Untersuchungszeiten zwischen 5 und 15 Minuten bei eindeutiger klinischer Fragestellung zurücktreten lassen. Als **Kontraindikation** gelten Erkrankungen des Ösophagens (Divertikel, Karzinome und Ösophagusvarizen).

3.7.15.1. Untersuchungsgang und technische Hinweise

Die Kurzanamnese sollte gezielt auf die Frage nach Dysphagie und Erkrankungen des Ösophagus gerichtet sein. Bei Problemfällen empfiehlt sich vorher eine Röntgendarstellung oder eine Ösophagogastroskopie. Die Anamnese erfordert ebenso die Exploration allergischer Reaktionen.
Ein offener venöser Zugang hat sich bewährt. Bei ängstlichen Patienten empfiehlt sich die Gabe eines kurzwirksamen Tranquilizers (Diazepam) und eventuell die eines die Salivation reduzierenden Mittels (z. B. Atropin).
Das Monitoring bezieht sich auf die Kreislauf- und Atmungskontrolle sowie das Vermeiden einer Aspiration. Der Patient wird in Linksseitenlage nach Entfernen von Zahnersatz untersucht. Auf das Vermeiden der Reklination des Kopfes sollte geachtet werden.

Das Transducerendoskop wird mit einem Bißschutz versehen und nach Lokalanästhesie des Rachens sowie Aufbringen eines xylocitinhaltigen Gels auf die Endoskopspitze vorsichtig in den Ösophagus eingeführt. In der Höhe der Carina tracheae (25 cm) läßt sich ein geringer Widerstand spüren, der problemlos zu überwinden ist. Die topographische Lage der Trachea zu Ösophagus und Aorta aszendens behindert das komplette Einsehen dieses Aortenabschnittes, so daß erst in der Höhe des Aortenbogens eine direkte Bildinformation erhalten wird. Unterhalb der Carina tracheae gelingt das Beurteilen der Herzstrukturen und -funktion in differenten Ebenen.
Die topographische Zuordnung (Seward et al. 1988) der einzelnen Herzstrukturen läßt sich den folgenden Abbildungen entnehmen.

Die **basale kurze Achse** (Abb. 3.112.) gestattet eine Information über den linken Vorhof, der unmittelbar im Nahfeld abgebildet wird. Ein wesentlicher Orientierungspunkt besteht in der Aorta aszendens dicht oberhalb bzw. in der Klappenebene. Die Rotation des Endoskops nach links, in entgegengesetzter Uhrzeigerrichtung, bei geringer Anteflexion läßt die in **Position 1** gezeigten Strukturen abbilden. Das unmittelbare Nahfeld zeigt den linken Vorhof mit der Mündung der linken oberen Pulmonalvene. Angrenzend kommt der Pulmonalisstamm mit der angedeuteten Aufzweigung in linke und deutlicher einzusehende rechte Pulmonalarterie zur Abbildung. Neben dem Pulmonalisstamm wird die Aorta ascendens zur Orientierungshilfe. Zwischen Aorta und rechter Pulmonalarterie sieht man den Abschnitt der Vena cava superior und den der rechten oberen Pulmonalvene.

Die Rotation in Uhrzeigersinn demonstriert nachfolgend den Anschnitt der **Position 2**. Im Nahfeld wird der linke Vorhof mit der Mündung von rechter und linker oberer Pulmonalvene und im besonderen mit dem linken Herzohr dargestellt. Letzteres kann ausschließlich zur klinisch bedeutsamen Thrombensuche in dieser Horizontalebene eingesehen werden. Das linke Herzohr befindet sich unmittelbar benachbart zur Aorta. Zwischen der Aorta und der Mündung der rechten oberen Pulmonalvene liegt die Vena cava superior. Im Fernfeld werden die Pulmonalklappe und der Pulmonalisstamm erfaßt. Die weitere Rotation des Transducers nach rechts rückt den Anschnitt der Strukturen der **Position 3** ins Bild. Zentral im Nahfeld liegt der linke Vorhof mit der Mündung der rechten oberen und linken unteren Pulmonalvene. Die oberen Pulmonalvenen verlaufen in anterior-posteriorer Richtung in Höhe der Herzohren. Die unteren Pulmonalvenen werden 1 bis 2 cm tiefer aufgefunden. Im Zentrum stellt sich der Aortenquerschnitt dar. Bei einiger Übung sind die zentralen Abschnitte der Koronararterien einzusehen. Die linke Koronararterie läßt sich bis zur Teilung in RCX und RIVA verfolgen. Die Koronarostien befinden sich in differenter Höhe, so daß mittels Dorsal- bzw. Anteflexion die optimale Darstellung aufgesucht werden muß. Der Aorta benachbart erscheint der Querschnitt der Vena cava superior und der Anschnitt des rechten Herzohres. Ventral der Aorta kommt die Pulmonalklappe und der rechtsventrikuläre Ausflußtrakt ins Bild. Bei leichtem Rückzug und Flexion lassen sich die rechte und linke Pulmonalarterie einsehen, dabei verläuft die linke Pulmonalarterie vor der Aorta descendens.

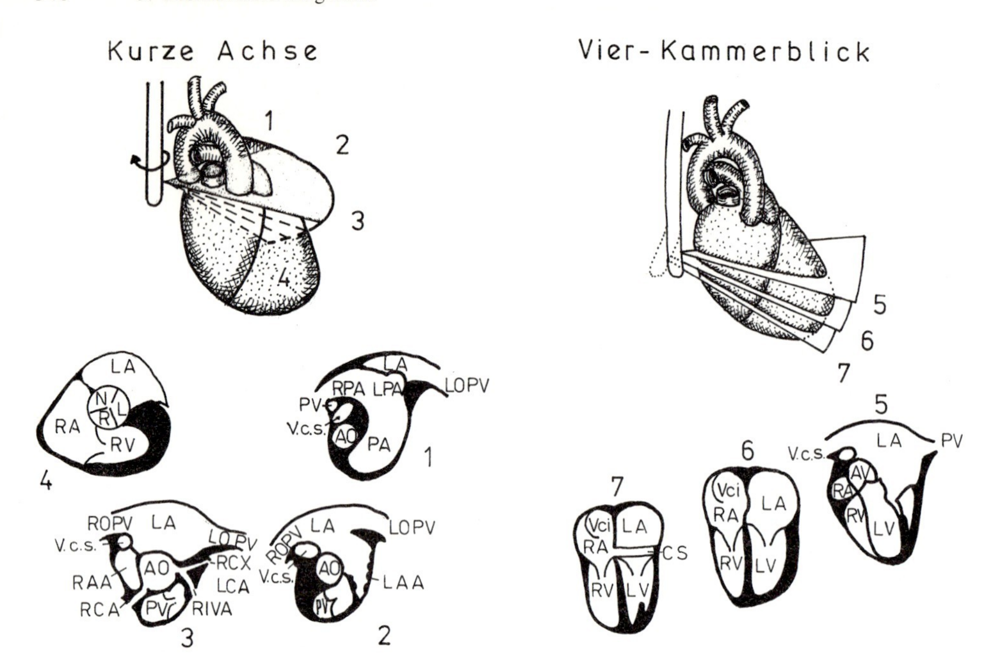

Abb. 3.112. Basale kurze Achse, Schallkopfposition 25–30 cm.
Position 1: Linksrotation des Endoskopes, mit zunehmender Rotation nach rechts werden die Strukturen der Positionen 2, 3 und 4 angeschnitten.
LA = linker Vorhof, LOPV = linke obere Pulmonalvenen, PA = Pulmonalisstamm, RPA = rechte Pulmonalarterie, LPA = linke Pulmonalarterie, Ao = Aorta ascendens, VCS = Vena cava superior, PV = Pulmonalvene, LAA = linkes Herzohr (Aurikelsegment), RCA = rechte Koronararterie, LCA = linke Koronararterie, RIVA – Ramus interventrikularis anterior, RCX = Ramus circumflexus, RAA = rechtes Herzohr.
Aortenklappe: R – rechte, N – akoronare und L – linke Taschenklappe.

Abb. 3.113. Vierkammerblick, Schallkopfposition 30 cm mit differenter Ante- bzw. Retroflexion.
LA = linker Vorhof, PV = Pulmonalvene, AV = Aortenklappe, VCS = Vena cava superior, RA = rechter Vorhof, RV = rechter Ventrikel, LV = linker Ventrikel, VCI = Vena cava inferior, CS = Koronarsinus.

Der nochmalige Positionswechsel des Transducers in gleicher Richtung in die **Position 4** erlaubt einen Blick in den linken Vorhof mit angeschnittenem Vorhofseptum, Fossa ovalis und rechtem Vorhof. Der rechte Vorhof läßt sich bis nach ventral bis zur Trikuspidalklappe und weiter bis zum rechten Ventrikel verfolgen. Zentral liegt die Aorta mit eindeutig zu differenzierender Klappenebene. Die akoronare Taschenklappe wird schallkopfnah abgebildet. Die linke ist rechtsseitig und die rechte linksseitig einzusehen.
In der **Höhe von ca. 30 cm** gelingt die Darstellung der **Vierkammerebene** mit zunehmender Dorsalflexion.
In der **Position 5** (Abb. 3.113.) liegt ein Zweikammerblick des linken Herzens vor. Die Mündung von unterer linker und rechter Pulmonalvene in den linken Vorhof, die Mitralkappe mit den Papillarmuskeln und der gesamte linke Ventrikel werden erfaßt. Insbesondere die Übersicht von

Einstrom- und Ausstrombahn des linken Ventrikels mit Erfassen der Aortenklappe wird an dieser Position geschätzt. Am Rande lassen sich Vena cava superior, rechter Vorhof und rechter Ventrikel erfassen. Interindividuell different gelingt es, die Mündung der V. azygos posteromedial in die V. cava superior darzustellen. Etwas oberhalb verläuft die rechte Pulmonalarterie posterior der V. cava superior.

Nur gering tiefer **(Position 6)** erfolgt die Darstellung eines kompletten Vierkammerblickes mit beiden Vorhöfen und Kammern. Im rechten Vorhof läßt sich mit etwas Retroflexion der Einstrom der V. cava inferior erfassen. Die Schnittebene erlaubt ebenfalls die Beurteilung des Vorhofseptums. Die Fossa ovalis kann direkt eingesehen werden. Eine komplette Darstellung des interatrialen Septums gelingt unter zusätzlicher Berücksichtigung der kurzen Achse.

Die weitere Dorsalflexion **(Position 7)** mit einer mehr nach rechts gerichteten Neigung zeigt einen Vierkammerblick mit Darstellung der Vorhöfe und Kammern. Die rechte Herzhälfte ist mit größerer Dominanz einsehbar. So gelingt es, bei extremer Retroflexion den Zufluß des Sinus coronarius zu erfassen.

Das **Vorführen des Endoskopes** in den **Magenfundus** gestattet eine sichere Darstellung des linken Ventrikels in der kurzen Achse. Für die hämodynamische Beurteilung wird die Ebene so gewählt, daß der posteromediale und anterolaterale Papillarmuskel erfaßt werden. Sowohl globale als auch regionale Parameter der linksventrikulären Funktion gestatten eine quantitative Einschätzung (Abb. 3.114.).

Generell sind bei transösophagealer Technik die farbkodierte, aber auch PW-Doppler-Technik verfügbar. Zusätzlich mögliche CW-Doppler- und biplane Technik wird von einzelnen Firmen bereits angeboten. Exzellente Informationen gelingen mit der Farb-Doppler-Echokardiographie zur Diagnose von ASD, Mitral-

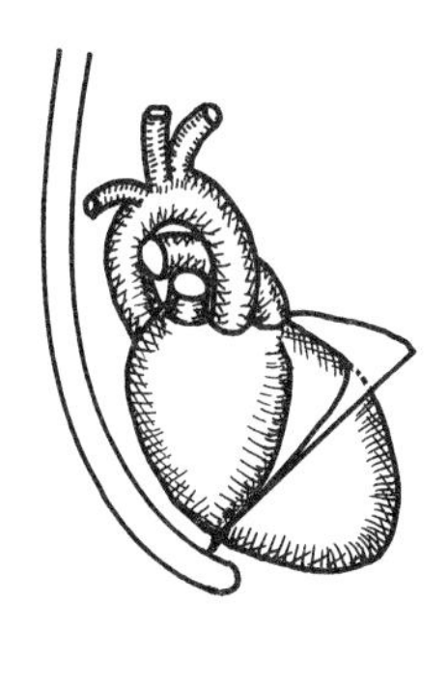

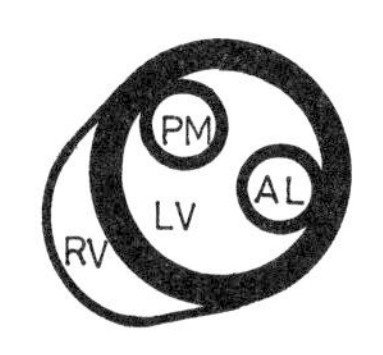

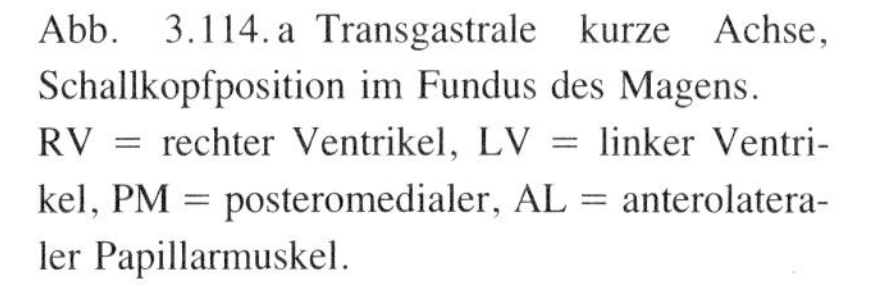

Abb. 3.114. a Transgastrale kurze Achse, Schallkopfposition im Fundus des Magens. RV = rechter Ventrikel, LV = linker Ventrikel, PM = posteromedialer, AL = anterolateraler Papillarmuskel.

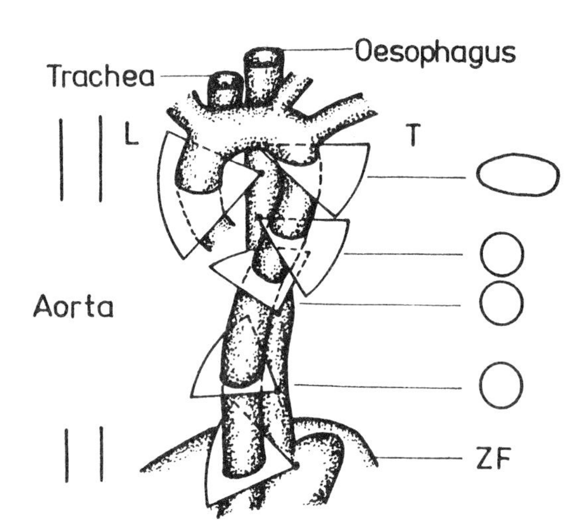

Abb. 3.114. b Biplane Exploration der Aorta thoracica. L = longitudinal, T = transversal, ZF = Zwerchfell.

und Trikuspidalinsuffizienz, aber auch zum Fluß im LVOT und der Aortenklappe. In Einzelfällen können Flußmessungen in den Pulmonalvenen, den Koronararterien und im Coronarsinus durchgeführt werden (KISSLO 1989). Die überzeugenden Resultate dieser Untersuchungstechnik lassen den Punkt des unzureichenden transthorakalen Schallfensters für die Indikationsstellung nicht so sehr in den Vordergrund treten, sondern die klinische Notwendigkeit entscheidet.

3.7.15.2. Klinische Fragestellungen

Unbestitten ist der Einsatz der Methode zur **Klärung der Diagnose** des **Aneurysma dissecans der Aorta** (ERBEL et al. 1989). Die Aortenklappenebene mit den Koronarostien und den zentralen Gefäßanteilen ist gut einzusehen. Infolge der Interposition der Trachea entzieht sich die Aorta ascendens weitgehend der Beurteilung mit Horizontalschnittebenen vom Ösophagus.Der Arcus aortae und die Abgänge der linken A. carotis sowie der linken A. subclavia lassen sich darstellen. Die weitere Inspektion der Aorta descendens erfolgt mit zunehmend tieferer Position und Rotation des Endoskopes nach links (entgegen der Uhrzeigerrichtung), die Topographie von Ösophagus und Trachea beachtend. Es gelingt mittels Farb-Doppler, anhand differenter Flußrichtung das falsche vom wahren Lumen zu unterscheiden und die Intimaperforationsstellen darzustellen (Abb. 3.115.). Die Befundkonstellation, Dilata-

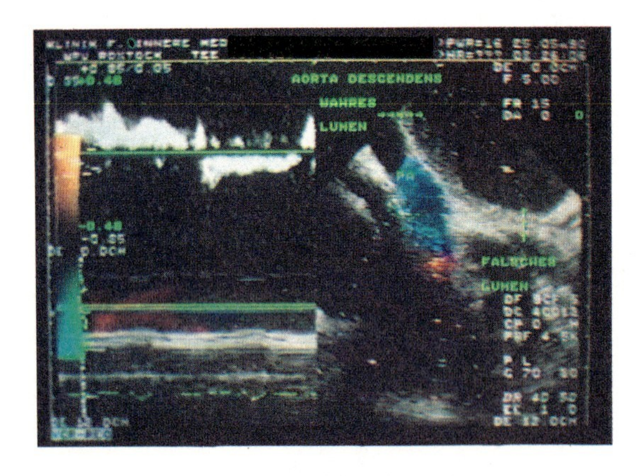

Abb. 3.115. TEE: Aneurysma dissecans der Aorta descendens. Neben der Pulmonalarterie (PA) wird die aneurysmatisch dilatierte Aorta descendens dargestellt.
Plaziertes Sample volume im falschen Lumen mit in der Flußkurve erfaßter wechselnder Strömungsrichtung.

tion der Aorta mit Nachweis der abgehobenen Intima, Lokalisation der Eintrittspforte(n), Differenzierung von wahrem und falschem Lumen, Nachweis der Aorteninsuffizienz sowie vorhandenes oder fehlendes Einbeziehen der Koronararterien hilft, die differentialdiagnostische Trennung gegenüber einer Aortenektasie mit wandständigem Thrombus zu vollziehen (ERBEL et al. 1989).

Für die therapeutische Entscheidung ist die Differenzierung nach DE BAKEY wesentlich. Dies erfordert die ergänzende transthorakale Exploration der Aorta ascendens von rechtsparasternal und suprasternal, aber auch der Aorta abdominalis bis zur Bifurkation.

Die **Endokarditis** mit der Frage nach parietalen oder valvulären Vegetationen, der Klappendestruktion und der hämodynamischen Auswirkungen läßt sich für die Mitral-, Aorten- und

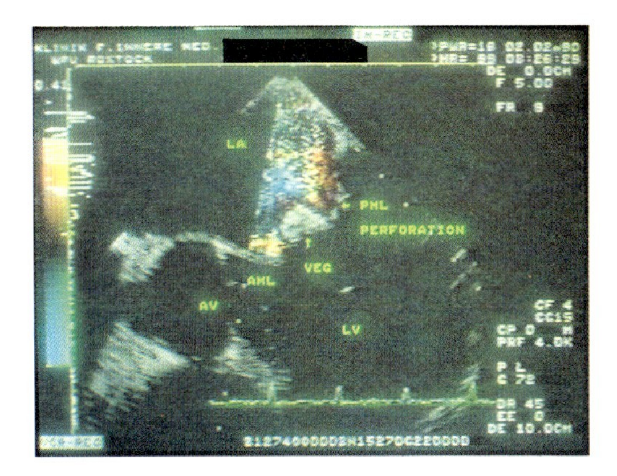

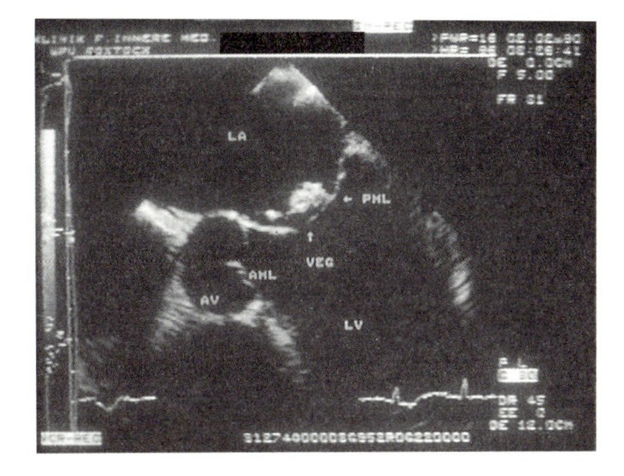

Abb. 3.116. TEE: Mitralklappenendokarditis mit Nachweis einer Vegetation vorhofseitig und begleitender Segelperforation (rot – turbulenter Fluß in den linken Vorhof). LA = linker Vorhof, LV = linker Ventrikel, Veg. = Vegetation.

Trikuspidalklappe, weniger gut für die Pulmonalklappe klären. Zusätzlich können Klappenringabszesse in ihrer Ausdehnung und Lokalisation erfaßt werden. Der Nachweis von Vegetationen (Abb. 3.116.) mit einer Größe von 10 mm gelingt transthorakal, kleiner 5 mm geht der Nachweis auf 25% zurück. Zusatzechos, die eine destruierte Klappe markieren, erhöhen die Treffsicherheit der Diagnostik (Daniel et al. 1989).

Für die **Prothesendysfunktion** und die **-endokarditis** gilt die gleiche Reihenfolge der Treffsicherheit der diagnostischen Aussage in den entsprechenden Klappenpositionen (Abb. 3.117.). Insbesondere in Mitral-Position gelingt es, von dorsal den linken Vorhof direkt einzusehen und die Ventilebene axial mit dem Doppler anzuloten und ein paravalvuläres von einem intravalvulären Leck, aber auch von regulären intravalvulären Jets zu differenzieren. Reguläre intravalvuläre Jets weisen eine niedrige Flußgeschwindigkeit auf. Bei Björk-Shiley-Prothesen liegen 2 Jets, bei Duromedics- und St.-Jude-Klappen 3 Jets vor (Schartl 1989).

Pannus- bzw. **Thrombusnachweis** gehören mit zu den bedeutsamen Befunden bei klinischem Verdacht auf eine Prothesenokklusion. Bei arteriellen und pulmonalarteriellen Embolien kann die TEE therapieentscheidende Befunde beitragen. Zur Klärung der arteriellen Embolie gilt die

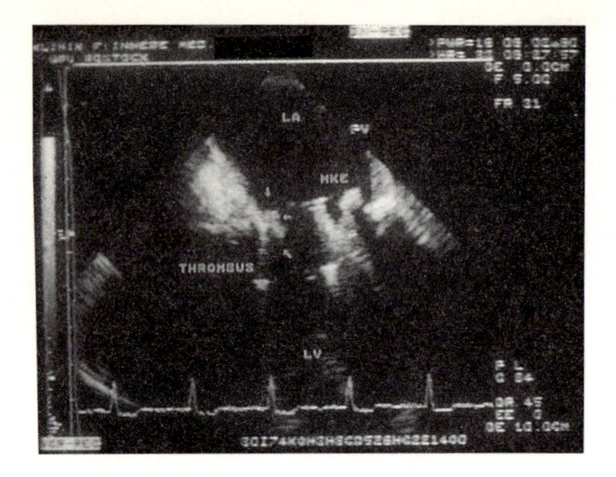

Abb. 3.117. TEE: Mitralklappenersatz eines Björk-Shiley-Ventils mit Nachweis von Thromben vorhofseitig in Höhe des Klappenringes. LA =linker Vorhof, LV = linker Ventrikel

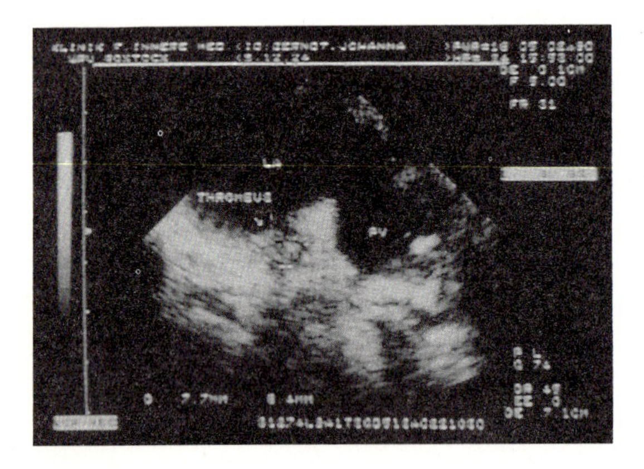

Abb. 3.118. TEE: Darstellung des linken Herzohres = LAA mit Nachweis von Thromben.

Inspektion des linken Herzohres hinsichtlich Thromben und Spontankontrastechos als notwendig (Daniel et al. 1989). Sie gelingt mit der TEE (Abb. 3.118.). Der Nachweis des offenen Foramen ovale mittels Doppler-Flußmessung, Farb-Doppler-Echokardiographie, Kontrastechokardiographie und präsystolischer Bewegung der Membran zum linken Vorhof, verstärkt durch den Valsalva, und der selten abzuklärende Vorgang der paradoxen Embolie gehören zu den entscheidenden Indikationen für eine transösophageale Exploration. Gleichermaßen ist die Thrombensuche auf das rechte Herz einschließlich Herzohr zu beziehen. Bei der Lungenembolie lassen sich Emboli auch in den zentralen Pulmonalarterien nachweisen (Erbel 1989). Im Zusammenhang mit arterieller Embolie ließen sich häufiger ein Mitralkappenprolaps, Aortensklerose und Thromben im linken Vorhof finden.

Die **Diagnostik von Klappeninsuffizienzen** wird mit dem transösophagealen Zugang bezüglich Graduierung weiter verbessert, insbesondere gilt dies in der Reihenfolge für die Mitral-, Aorten- und Trikuspidalklappe. Die Schweregradeinteilung der Mitralinsuffizienz geschieht nach der Ausdehnung des Regurgitations-Jets: